U0308026

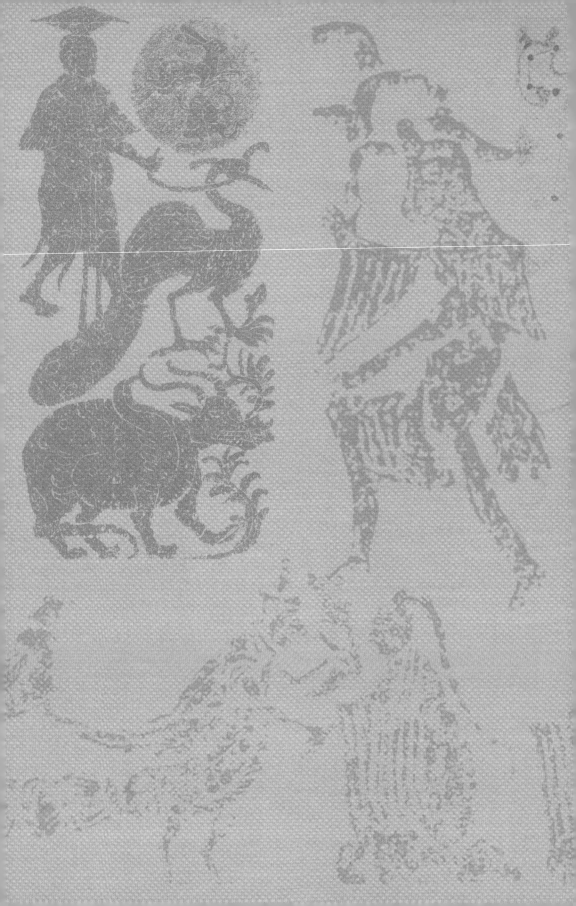

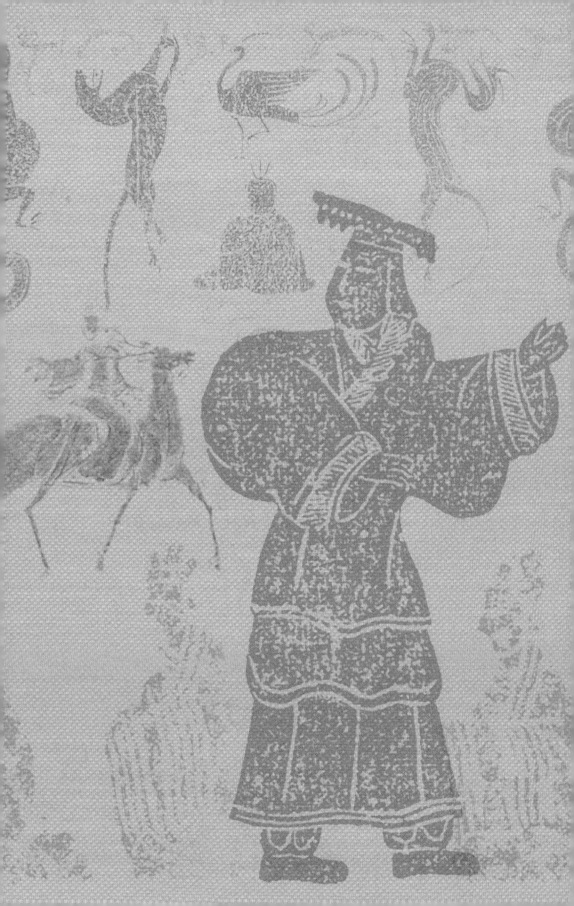

中国古医籍整理丛书

伤寒活人指掌
补注辨疑

明·童养学 著

张大明 校注

中国中医药出版社

·北 京·

图书在版编目（CIP）数据

伤寒活人指掌补注辨疑/（明）童养学著；张大明校注.
—北京：中国中医药出版社，2015.1（2024.7重印）
（中国古医籍整理丛书）
ISBN 978-7-5132-2134-4

Ⅰ.①伤… Ⅱ.①童… ②张… Ⅲ.①伤寒（中医）
–研究–中国–明代 ②《伤寒活人指掌》–研究
Ⅳ.①R254.1

中国版本图书馆 CIP 数据核字（2014）第 273448 号

中 国 中 医 药 出 版 社 出 版
北京经济技术开发区科创十三街31号院二区8号楼
邮政编码 100176
传真 010 64405721
北京盛通印刷股份有限公司印刷
各地新华书店经销
*
开本 710×1000 1/16 印张 7.5 字数 31 千字
2015 年 1 月第 1 版 2024 年 7 月第 2 次印刷
书 号 ISBN 978 – 7 – 5132 – 2134 – 4
*
定价 25.00 元
网址 www.cptcm.com

国家中医药管理局
中医药古籍保护与利用能力建设项目
组织工作委员会

主 任 委 员 王国强

副 主 任 委 员 王志勇 李大宁

执 行 主 任 委 员 曹洪欣 苏钢强 王国辰 欧阳兵

执行副主任委员 李 昱 武 东 李秀明 张成博

委　　　　员

各省市项目组分管领导和主要专家

（山东省）武继彪 欧阳兵 张成博 贾青顺

（江苏省）吴勉华 周仲瑛 段金廒 胡 烈

（上海市）张怀琼 季 光 严世芸 段逸山

（福建省）阮诗玮 陈立典 李灿东 纪立金

（浙江省）徐伟伟 范永升 柴可群 盛增秀

（陕西省）黄立勋 呼 燕 魏少阳 苏荣彪

（河南省）夏祖昌 刘文第 韩新峰 许敬生

（辽宁省）杨关林 康廷国 石 岩 李德新

（四川省）杨殿兴 梁繁荣 余曙光 张 毅

各项目组负责人

王振国（山东省）　王旭东（江苏省）　张如青（上海市）

李灿东（福建省）　陈勇毅（浙江省）　焦振廉（陕西省）

蔡永敏（河南省）　鞠宝兆（辽宁省）　和中浚（四川省）

项目专家组

顾　问　马继兴　张灿玾　李经纬

组　长　余瀛鳌

成　员　李致忠　钱超尘　段逸山　严世芸　鲁兆麟
　　　　郑金生　林端宜　欧阳兵　高文柱　柳长华
　　　　王振国　王旭东　崔　蒙　严季澜　黄龙祥
　　　　陈勇毅　张志清

项目办公室（组织工作委员会办公室）

主　任　王振国　王思成

副主任　王振宇　刘群峰　陈榕虎　杨振宁　朱毓梅
　　　　刘更生　华中健

成　员　陈丽娜　邱　岳　王　庆　王　鹏　王春燕
　　　　郭瑞华　宋咏梅　周　扬　范　磊　张永泰
　　　　罗海鹰　王　爽　王　捷　贺晓路　熊智波

秘　书　张丰聪

前 言

中医药古籍是传承中华优秀文化的重要载体，也是中医学传承数千年的知识宝库，凝聚着中华民族特有的精神价值、思维方法、生命理论和医疗经验，不仅对于传承中医学术具有重要的历史价值，更是现代中医药科技创新和学术进步的源头和根基。保护和利用好中医药古籍，是弘扬中国优秀传统文化、传承中医学术的必由之路，事关中医药事业发展全局。

1949 年以来，在政府的大力支持和推动下，开展了系统的中医药古籍整理研究。1958 年，国务院科学规划委员会古籍整理出版规划小组在北京成立，负责指导全国的古籍整理出版工作。1982 年，国务院古籍整理出版规划小组召开全国古籍整理出版规划会议，制定了《古籍整理出版规划（1982—1990）》，卫生部先后下达了两批 200 余种中医古籍整理任务，掀起了中医古籍整理研究的新高潮，对中医文化与学术的弘扬、传承和发展，发挥了极其重要的作用，产生了不可估量的深远影响。

2007 年《国务院办公厅关于进一步加强古籍保护工作的意见》明确提出进一步加强古籍整理、出版和研究利用，以及

"保护为主、抢救第一、合理利用、加强管理"的方针。2009年《国务院关于扶持和促进中医药事业发展的若干意见》指出，要"开展中医药古籍普查登记，建立综合信息数据库和珍贵古籍名录，加强整理、出版、研究和利用"。《中医药创新发展规划纲要（2006—2020）》强调继承与创新并重，推动中医药传承与创新发展。

2003～2010年，国家财政多次立项支持中国中医科学院开展针对性中医药古籍抢救保护工作，在中国中医科学院图书馆设立全国唯一的行业古籍保护中心，影印抢救濒危珍本、孤本中医古籍1640余种；整理发布《中国中医古籍总目》；遴选351种孤本收入《中医古籍孤本大全》影印出版；开展了海外中医古籍目录调研和孤本回归工作，收集了11个国家和2个地区137个图书馆的240余种书目，基本摸清流失海外的中医古籍现状，确定国内失传的中医药古籍共有220种，复制出版海外所藏中医药古籍133种。2010年，国家财政部、国家中医药管理局设立"中医药古籍保护与利用能力建设项目"，资助整理400余种中医药古籍，并着眼于加强中医药古籍保护和研究机构建设，培养中医古籍整理研究的后备人才，全面提高中医药古籍保护与利用能力。

在此，国家中医药管理局成立了中医药古籍保护和利用专家组和项目办公室，专家组负责项目指导、咨询、质量把关，项目办公室负责实施过程的统筹协调。专家组成员对古籍整理研究具有丰富的经验，有的专家从事古籍整理研究长达70余年，深知中医药古籍整理研究的重要性、艰巨性与复杂性，履行职责认真务实。专家组从书目确定、版本选择、点校、注释等各方面，为项目实施提供了强有力的专业指导。老一辈专家的学术水平和智慧，是项目成功的重要保证。项目承担单位山东中医药大学、南京中医药大学、上海中医药大学、福建中医药大学、浙江省中医药研究院、陕西省中医药研究院、河南省中医药研究院、辽宁中医药大学、成都中医药大学及所在省市中医药管理部门精心组织，充分发挥区域间互补协作的优势，并得到承担项目出版工作的中国中医药出版社大力配合，全面推进中医药古籍保护与利用网络体系的构建和人才队伍建设，使一批有志于中医学术传承与古籍整理工作的人才凝聚在一起，研究队伍日益壮大，研究水平不断提高。

本着"抢救、保护、发掘、利用"的理念，该项目重点选择近60年未曾出版的重要古医籍，综合考虑所选古籍的保护价值、学术价值和实用价值。400余种中医药古籍涵盖了医经、基础理论、诊法、伤寒金匮、温病、本草、方书、内科、外科、女科、儿科、伤科、眼科、咽喉口齿、针灸推拿、养生、医案医话医论、医史、临证综合等门类，跨越唐、宋、金元、明以迄清末。全部古籍均按照项目办公室组织完成的行业标准《中医古籍整理规范》及《中医药古籍整理细则》进行整理校注，绝大多数中医药古籍是第一次校注出版，一批孤本、稿本、抄本更是首次整理面世。对一些重要学术问题的研究成果，则集中收录于各书的"校注说明"或"校注后记"中。

"既出书又出人"是本项目追求的目标。近年来，中医药古籍整理工作形势严峻，老一辈逐渐退出，新一代普遍存在整理研究古籍的经验不足、专业思想不坚定等问题，使中医古籍整理面临人才流失严重、青黄不接的局面。通过本项目实施，搭建平台，完善机制，培养队伍，提升能力，经过近5年的建设，锻炼了一批优秀人才，老中青三代齐聚一堂，有效地稳定了研究队伍，为中医药古籍整理工作的开展和中医文化与学术的传承提供必备的知识和人才储备。

本项目的实施与《中国古医籍整理丛书》的出版，对于加强中医药古籍文献研究队伍建设、建立古籍研究平台，提高古籍整理水平均具有积极的推动作用，对弘扬我国优秀传统文化，推进中医药继承创新，进一步发挥中医药服务民众的养生保健与防病治病作用将产生深远影响。

第九届、第十届全国人大常委会副委员长许嘉璐先生，国家卫生计生委副主任、国家中医药管理局局长、中华中医药学会会长王国强先生，我国著名医史文献专家、中国中医科学院马继兴先生在百忙之中为丛书作序，我们深表敬意和感谢。

由于参与校注整理工作的人员较多，水平不一，诸多方面尚未臻完善，希望专家、读者不吝赐教。

国家中医药管理局中医药古籍保护与利用能力建设项目办公室
二〇一四年十二月

许 序

"中医"之名立，迄今不逾百年，所以冠以"中"字者，以别于"洋"与"西"也。慎思之，明辨之，斯名之出，无奈耳，或亦时人不甘泯没而特标其犹在之举也。

前此，祖传医术（今世方称为"学"）绵延数千载，救民无数；华夏屡遭时疫，皆仰之以度困厄。中华民族之未如印第安遭染殖民者所携疾病而族灭者，中医之功也。

医兴则国兴，国强则医强。百年运衰，岂但国土肢解，五千年文明亦不得全，非遭泯灭，即蒙冤扭曲。西方医学以其捷便速效，始则为传教之利器，继则以"科学"之冕畅行于中华。中医虽为内外所夹击，斥之为蒙昧，为伪医，然四亿同胞衣食不保，得获西医之益者甚寡，中医犹为人民之所赖。虽然，中国医学日益陵替，乃不可免，势使之然也。呜呼！覆巢之下安有完卵？

嗣后，国家新生，中医旋即得以重振，与西医并举，探寻结合之路。今也，中华诸多文化，自民俗、礼仪、工艺、戏曲、历史、文学，以至伦理、信仰，皆渐复起，中国医学之兴乃属必然。

迄今中医犹为国家医疗系统之辅，城市尤甚。何哉？盖一则西医赖声、光、电技术而于20世纪发展极速，中医则难见其进。二则国人惊羡西医之"立竿见影"，遂以为其事事胜于中医。然西医已自觉将入绝境：其若干医法正负效应相若，甚或负远逾于正；研究医理者，渐知人乃一整体，心、身非如中世纪所认定为二对立物，且人体亦非宇宙之中心，仅为其一小单位，与宇宙万象万物息息相关。认识至此，其已向中国医学之理念"靠拢"矣，虽彼未必知中国医学何如也。唯其不知中国医理何如，纯由其实践而有所悟，益以证中国之认识人体不为伪，亦不为玄虚。然国人知此趋向者，几人？

国医欲再现宋明清高峰，成国中主流医学，则一须继承，一须创新。继承则必深研原典，激清汰浊，复吸纳西医及我藏、蒙、维、回、苗、彝诸民族医术之精华；创新之道，在于今之科技，既用其器，亦参照其道，反思己之医理，审问之，笃行之，深化之，普及之，于普及中认知人体及环境古今之异，以建成当代国医理论。欲达于斯境，或需百年欤？予恐西医既已醒悟，若加力吸收中医精粹，促中医西医深度结合，形成21世纪之新医学，届时"制高点"将在何方？国人于此转折之机，能不忧虑而奋力乎？

予所谓深研之原典，非指一二习见之书、千古权威之作；就医界整体言之，所传所承自应为医籍之全部。盖后世名医所著，乃其秉诸前人所述，总结终生行医用药经验所得，自当已成今世、后世之要籍。

盛世修典，信然。盖典籍得修，方可言传言承。虽前此50余载已启医籍整理、出版之役，惜旋即中辍。阅20载再兴整理、出版之潮，世所罕见之要籍千余部陆续问世，洋洋大观。

今复有"中医药古籍保护与利用能力建设"之工程，集九省市专家，历经五载，董理出版自唐迄清医籍，都400余种，凡中医之基础医理、伤寒、温病及各科诊治、医案医话、推拿本草，俱涵盖之。

噫！璐既知此，能不胜其悦乎？汇集刻印医籍，自古有之，然孰与今世之盛且精也！自今而后，中国医家及患者，得览斯典，当于前人益敬而畏之矣。中华民族之屡经灾难而益蕃，乃至未来之永续，端赖之也，自今以往岂可不后出转精乎？典籍既蜂出矣，余则有望于来者。

谨序。

第九届、十届全国人大常委会副委员长

许嘉璐

二〇一四年冬

王 序

中医学是中华民族在长期生产生活实践中，在与疾病作斗争中逐步形成并不断丰富发展的医学科学，是中国古代科学的瑰宝，为中华民族的繁衍昌盛作出了巨大贡献，对世界文明进步产生了积极影响。时至今日，中医学作为我国医学的特色和重要医药卫生资源，与西医学相互补充、相互促进、协调发展，共同担负着维护和促进人民健康的任务，已成为我国医药卫生事业的重要特征和显著优势。

中医药古籍在存世的中华古籍中占有相当重要的比重，不仅是中医学术传承数千年最为重要的知识载体，也是中医为中华民族繁衍昌盛发挥重要作用的历史见证。中医药典籍不仅承载着中医的学术经验，而且蕴含着中华民族优秀的思想文化，凝聚着中华民族的聪明智慧，是祖先留给我们的宝贵物质财富和精神财富。加强对中医药古籍的保护与利用，既是中医学发展的需要，也是传承中华文化的迫切要求，更是历史赋予我们的责任。

2010 年，国家中医药管理局启动了中医药古籍保护与利用能力建设项目。这既是传承中医药的重要工程，也是弘扬优秀民族文化的重要举措，不仅能够全面推进中医药的有效继承和创新发展，为维护人民健康做出贡献，也能够彰显中华民族的璀璨文化，为实现中华民族伟大复兴的中国梦作出贡献。

相信这项工作一定能造福当今，嘉惠后世，福泽绵长。

国家卫生与计划生育委员会副主任

国家中医药管理局局长

中华中医药学会会长

王国强

二〇一四年十二月

马 序

新中国成立以来，党和国家高度重视中医药事业发展，重视古籍的保护、整理和研究工作。自 1958 年始，国务院先后成立了三届古籍整理出版规划小组，分别由齐燕铭、李一氓、匡亚明担任组长，主持制订了《整理和出版古籍十年规划 (1962—1972)》《古籍整理出版规划（1982—1990）》《中国古籍整理出版十年规划和"八五"计划（1991—2000）》等，而第三次规划中医药古籍整理即纳入其中。1982 年 9 月，卫生部下发《1982—1990 年中医古籍整理出版规划》，1983 年 1 月，保证了中医古籍整理出版办公室正式成立，中医古籍整理出版规划的实施。2002 年 2 月，《国家古籍整理出版"十五" (2001—2005) 重点规划》经新闻出版署和全国古籍整理出版规划领导小组批准，颁布实施。其后，又陆续制定了国家古籍整理出版"十一五"和"十二五"重点规划。国家财政多次立项支持中国中医科学院开展针对性中医药古籍抢救保护工作，文化部在中国中医科学院图书馆专门设立全国唯一的行业古籍保护中心，国家先后投入中医药古籍保护专项经费超过 3000 万元，影印抢救濒危珍、善、孤本中医古籍1640余种，开展了海外中医古籍目录调研和孤本回归工作。2010年，国家财政部、国家中医药管理局安排国家公共卫生专项资金，设立了"中医药古籍保护与利用能力建设项目"，这是继1982～1986年第一批、第二批重要中医药古籍整理之后的又一次大规模古籍整理工程，重点整理新中国成立后未曾出版的重要古籍，目标是形成并普及规范的通行本、传世本。

为保证项目的顺利实施，项目组特别成立了专家组，承担咨询和技术指导，以及古籍出版之前的审定工作。专家组中的许多成员虽逾古稀之年，但老骥伏枥，孜孜不倦，不仅对项目进行宏观指导和质量把关，更重要的是通过古籍整理，以老带新，言传身教，培养一批中医药古籍整理研究的后备人才，促进了中医药古籍保护和研究机构建设，全面提升了我国中医药古籍保护与利用能力。

作为项目组顾问之一，我深感中医药古籍保护、抢救与整理工作的重要性和紧迫性，也深知传承中医药古籍整理经验任重而道远。令人欣慰的是，在项目实施过程中，我看到了老中青三代的紧密衔接，看到了大家的坚持和努力，看到了年轻一代的成长。相信中医药古籍整理工作的将来会越来越好，中医药学的发展会越来越好。

欣喜之余，以是为序。

中国中医科学院研究员

马继兴

二〇一四年十二月

校注说明

《伤寒活人指掌补注辨疑》之作者为明代童养学。童养学，字壮吾，明代建瓯人，贡生，任邵武儒学训导官，后为延平教授。他精于伤寒学，另著有《伤寒六经书纂要辨疑》。《伤寒活人指掌补注辨疑》一书，是童养学为纠正元代吴恕《伤寒活人指掌》之讹谬而著，属于伤寒学研究著作中的纠误之作。

根据本次版本调研，《伤寒活人指掌补注辨疑》现存主要版本有：明崇祯五年壬申（1632）金陵刻本，清顺治十八年辛丑（1661）醉耕堂刻本，清乾隆三十七年壬辰（1772）抄本，清乾隆（具体时间不详）古越瀫东朱源抄本及清光绪十四年戊子（1888）刻本。本次校注整理，以明代崇祯五年壬申金陵刻本为底本，因为此版本系本书原刊，故以此本为底本。主校本选清顺治十八年辛丑醉耕堂刻本，因此本内容完整，又经过前人校对，故选为主校本（简称"顺治本"）。清光绪十四年戊子刻本年代较近，保存完好，刻工亦佳，字迹清晰，故选为参校本（简称"光绪本"）。

现将本次校注的有关问题说明如下：

1. 原书每卷前有"新刻伤寒活人指掌补注辨疑""邵武县学训导童养学壮吾父纂辑，本庠余璟景玉父较阅"字样，今一并删去。

2. 本次校注整理，改竖行为横排，字亦改为简体，并对原书进行句读。

3. 改横排后，原书中"右""左"表示方位者，径改为"上""下"。

4. 底本与校本互异，能确认底本讹误者，改正并出校说明。

5. 底本与校本互异，难定其正误者，保留原文，出校记说明。

6. 底本与校本一致，而文意疑有讹、脱、衍、倒之属，又缺乏依据未能遽定者，保留原文不作改动，出校存疑。有依据者径改，出校说明。

7. 底本与校本虚词互异，如无关宏旨者，保持原文，不出校记。如属于底本错讹，且影响文义者，则校改并出校说明。

8. 底本中引录他书文献，经核对与原文略有出入，但不失原意者，则保持底本原貌，亦不出校。底本引录与原文差异大者，亦保持底本原貌，而出校注明。

9. 底本中的异体字、俗写字、繁体字，统一以现代规范字律齐，不出校记。如"石羔"改为"石膏"，"枝子"改为"栀子"，"牡砺"改为"牡蛎"，"萎蕤"改为"葳蕤"，"霍香"改为"藿香"，不再一一出校。原书中"辨"与"辩"字未有严格区别，多有互用，按规范原则，将其中与"辨"意相通之"辩"，一律改为"辨"。原书中"证"与"症"字未有严格区分，多有互用。本次校注只将标题中的"证""症"按规范原则及文意统一，如"辨症法"的改为"辨证法"，其余依底本未作改动。

10. 注释方面，对原文中难字、僻字注出字音。对费解的字及词作了注释。

11. 底本目录与原正文不同之处，依正文径改，不出校记。

伤寒补注辨疑序

补注辨疑者何？夫《伤寒》仲景尚①矣，其书不可概见，而特见之《活人指掌》，故今之业伤寒者宗焉。夫《指掌》岂仲景之全书哉？活人此书，害人亦此书，故不可不补注辨疑也。何也？风寒暑湿，各一其门；伤中感冒，各一其病。伤寒者，盖冬寒凛冽，为毒特甚，触之即病者，乃谓伤寒，非三时感冒之寒化也。今《活人书》不论天时，不察虚实，不分感冒，直以麻黄、桂枝治冬月之正伤寒者，通治三时之寒，人之蒙其害者多矣。不特此也，伤寒有传经无直中，直中者，乃中寒之真阴证也。今《活人书》论三阴，曰"自利"、曰"可温"，是以直中混传经矣。伤寒在表则汗，在里则下，此定局也。今《活人书》论两感，救里以四逆汤，是抱薪救火，以攻为救矣。论证用药，错乱若此，人之蒙其害者多矣。不特此也，伤寒自为伤寒，杂病自为杂病，当判若黑白，毫不容紊也。今《活人》一书，以正伤寒六经列之于首，而内以杂病实之，纳垢藏污，诸病渊薮，未入其门者，只妇人、小儿两科。然则杂病皆伤寒乎？致令理伤寒者，如理乱绳，莫寻头绪，人之蒙其害者，抑又多矣。

---

① 尚：久，远。

昔者杨墨塞路，孟氏辞而辟之廓也。① 余恐杂病之附于伤寒，犹杨墨之附吾儒也，故不得已而为之补注辨疑。辨其此为正伤寒、此为类伤寒、此为伤寒而变杂病、此为杂病而非伤寒。注其此为传经、此为直中、此为风温、此为暑湿。辨风温暑湿之为杂病，复辨风温暑湿之非伤寒。补注辨疑既明，治斯不忒②，订讹摘缪，《活人书》当以壮吾氏为忠臣。夫医乃仁术，欲活人尚不足以活人，欲指掌尚不足以指掌，然则余之补辨疑岂尽当乎？犹俟后之明者，复正吾之是非。续为吾之补注辨疑。

崇祯辛未年童养学题

---

① 昔者……廓也：语出东汉杨雄《法言·吾子》。意指战国时杨朱、墨翟两家兴盛，而妨碍儒学之行，于是孟子对杨、墨进行了批判，以兴儒之正道。此处比《活人书》误将杂病附于伤寒，犹如杨、墨之说附于儒学，故须补注辨疑，以维护仲景伤寒的纯洁性。

② 忒：差错。

目 录

卷之首①

活人指掌赋六经传变、正伤寒方附②

伤寒为病，反复变迁。

赖先师究详之遗旨，成后学诊病之良诠。

《内经》云："人伤于寒，则为热病。"又云："未满三日者，汗之而已；其满三日者，泄之而已。"夫谓之曰泄，则便实可知。兹太阴经以自利混便实，谓之曰泄，则药之寒凉可知，兹又以可温混可下。赋此者，考究未详，致后学模棱两端，未得要领。似此之类，不可枚举。余不得不为之补注。

太阳则头痛身热脊强。

太，巨也。阳气盛大，故曰太阳。《内经》云："伤寒一日，巨阳受之。"巨阳脉从头项行于腰背，故头项痛、腰脊强。头疼、身热、脊强，此足太阳膀胱经受证，属表也。有伤风、伤寒之异，不可混治。假如先起恶寒者，为本病，已后发热者为标病。

---

① 首：顺治本、光绪本作"一"。
② 正伤寒方附：底本中有此标题，但实无此内容。

辨证法

头疼，身热，脊强，伤风、伤寒俱有此症。

但见表虚自汗者，为风伤卫气，宜实表。

但见表实无汗者，为寒伤荣血，宜发表。

诊脉法

脉浮紧有力，为伤寒。

脉浮缓无力，为伤风。

用药法

冬月正伤寒，用麻黄汤，今易升阳发表汤。

冬月正伤风，用桂枝汤，今易疏邪实表汤。

春秋无汗用羌活冲和汤发表，有汗用加减冲和汤实表。

夏月无汗用神术汤，有汗用加减冲和汤。

药方

麻黄汤

麻黄　桂枝　杏仁　甘草

升阳发表汤，即麻黄汤加减。

麻黄　桂枝　杏仁　甘草　加升麻　川芎　防风　白芷　羌活

喘去升麻加葛根，饱闷加枳壳、桔梗。

桂枝汤

桂枝　白芍　甘草

疏邪实表汤，即桂枝汤加减。

桂枝　白芍　甘草　防风　川芎　羌活　白术

汗不止加黄芪，喘加柴胡、杏仁。

羌活冲和汤，即九味羌活汤。此可代桂枝麻黄青龙各半汤。此汤非独治三时暴寒，春可治温，夏可治热，秋可治湿，治杂病亦有神也。

羌活　防风　苍术　黄芩　川芎　白芷　甘草　生地
细辛

饱闷去生地加枳壳、桔梗。

加减冲和汤

即羌活冲和汤加白术、黄芪，去苍术。

神术汤

即羌活冲和汤内加石膏、知母。

服此不作汗，加苏叶，汗下兼行加大黄。

总论

夫麻黄、桂枝治冬月之正伤寒也。今《活人书》不辨天时，凡遇发表，即用麻黄、桂枝，以治冬月正伤寒之药通治三时之寒。夫三时之寒，特感冒耳，岂若冬寒凛冽所伤之重哉？夫寒症伤者重，感者轻，而冒者尤轻，后学求其说而不得，致疑麻黄、桂枝二汤之难用，遂制十神、香苏、升麻葛根等汤以代之。夫十神、香苏、升麻葛根等汤，皆麻黄、桂枝之变方也，余特表而出之。难者曰：然则六月无伤寒欤？余曰：六月岂无伤寒？但伤寒者必头疼，否则非正伤寒也，如遇头疼、身热、脊强之正伤寒，即当用麻黄、桂枝无疑。但天时甚热，犹当济以凉药，故刘守真代之以九味羌活，何其高哉。

阳明则目痛鼻干不眠。

明，耀也，夹于二阳之中，两阳合明，故曰阳明。壮吾僭易①之曰：阳明者，阳之盛也，阳之将变而为阴也，且日月为明，阴阳合也，故有在经在腑之异，乃阳之得兼乎阴也。

《内经》云："二日阳明受之。"阳明主内，其脉侠②鼻络于目，故身热目痛而鼻干不得眠也。目疼、鼻干、不得眠，此足阳明胃经受症，属表也，然亦有在经在腑之异。在经者谓之阳明，在腑者谓之正阳明，不可混治。

假如先起目痛，恶寒，身热者，阳明经本病，宜解肌；已③后潮热，自汗，谵语，发渴，大便实者，正阳明胃腑标病，宜下之。

辨证法

目疼，鼻干，微恶寒身热者，病在经。

潮热，自汗，谵语，发渴，便实，不恶寒者，病在腑。

---

① 僭（jiàn见）易：冒昧，超越本分，此处为谦词。
② 侠：通"夹"。《周礼·冬官考工记注》："今时钟乳侠鼓与舞。"
③ 已：通"以"。《三国志·吴志·吴主传》："自丞相雍已下皆谏。"

诊脉法

脉见微洪者，为经病。

脉见沉数者，为腑病。

用药法

微恶寒，目疼，鼻干，不眠者，用葛根汤，今易柴葛解肌汤。渴而有汗者，用白虎汤，今易如神白虎汤。潮热自汗，谵语，发渴，揭去衣被，扬手掷足，斑黄，狂乱，不恶寒反怕热，大便实者，轻则大柴胡汤，重则三承气汤选用。今俱用六一顺气汤内加减治之。

药方

葛根汤

麻黄　桂枝　芍药　葛根　甘草

柴胡解肌汤

即葛根汤加减，治阳明经病。

柴胡　干葛　芍药　黄芩　甘草　羌活　白芷　桔梗

无汗寒甚者，去黄芩。春加麻黄，夏秋加苏叶。

白虎汤：无渴服此为大忌。

石膏　知母　甘草

如神白虎汤

石膏　知母　甘草　加人参　门冬　山栀子　五味子

心烦，加竹茹；大渴心烦，背恶寒者，去山栀，加天花粉。

大柴胡汤

柴胡　黄芩　芍药　半夏　大黄　枳实

大承气汤

厚朴　枳实　大黄　朴硝

小承气汤

厚朴　枳实　大黄

调胃承气汤

大黄　朴硝　甘草

六一顺气汤，以代大承气、小承气、调胃承气、三乙承气①、大柴胡、大陷胸等汤之神药也。治正阳明胃腑病。

大黄　朴硝　柴胡　黄芩　枳实　厚朴　芍药　甘草

总论

太阳者，阳之始也；阳明者，阳之盛也；太阴者，阴之始也；厥阴者，阴之尽也。夫阴阳各一其经，独阳明谓有阳明在经者，有正阳明在腑者。在经者宜解肌，在腑者宜下。

此何以故？余尝求其说而不得，求之《内经》，求之经络，其脉侠鼻，络于目，故目痛鼻干，属表当解肌。下膈及胃络脾宫，故入里便实，当下。有表复有里故也。夫三阳切②也，何阳明有表复有里，不知人之一身，身前为阴为里，身后为阳为表。太阳脉行乎身后，故属表；少阳

---

① 三乙承气：即三乙承气汤，又名三一承气汤，出自明代方贤《奇效良方》。组成为大黄、厚朴、枳实、芒硝，各二钱半，甘草二钱。

② 切：光绪本作"均"，可从。

脉行乎身之侧，故为半表半里；若阳明则行乎身前，阳得兼阴，故亦谓之里，然所谓里者，非对表而言，乃阳中之阴，表中之里也。但其不可以里名，故以在腑别之，明其将传脾未入脾，犹在腑未在脏也。若已传脾，则为太阴而在脏矣，奚以在腑明之。若夫经之由浅及深，亦犹时辰之交，由浅及深也。一时八刻，人谓前为初四刻，后为正四刻，故阳明一经前为初阳明，后为正阳明，亦若是而已矣。

少阳耳聋胁痛，寒热呕而口为之苦。

少，初也。初之气，故曰少阳。《内经》云："三日少阳受之。"少阳主胆，其脉循胁络于耳，故胸胁满而耳聋，夫耳聋，胁痛寒热，呕而口苦，此足少阳胆经受病，属半表半里也。

假如先起恶寒，身热，耳聋，胁疼者，本病。

已后呕而舌干，口苦者，标病。

缘胆无出入，病在半表半里之间，此经有三禁：不可汗吐下也。不从标本，从乎中治，止宜小柴胡一汤加减，和解表里而治之。若治之得法，有何坏症？

辨证法

耳聋，胁痛，寒热，呕而口苦，舌干，便属半表半里之证。

诊脉法

脉见弦数，本经症。

用药法

耳聋，胁痛，寒热，呕而口苦者，用小柴胡汤，今易柴胡双解散。

药方

小柴胡汤

柴胡　黄芩　人参　半夏　甘草

柴胡双解散，即小柴胡汤加减。

柴胡　黄芩　人参　半夏　甘草　加陈皮　芍药

小便不利加茯苓；呕者入姜汁、竹茹；胁痛者加青皮；痰多加瓜蒌仁、贝母；寒热似疟加桂枝；渴者加天花粉、知母；齿燥无津液者加石膏；坏症加鳖甲；嗽者加五味子、金沸草；未经下而饱闷者，加枳壳、桔梗。

总论

小柴一症，乃伤寒之传症也，虽在半表半里之间，然寒多则属表，热多则属里，尤当分多寡而治之。虽然，又有论焉，小柴胡为少阳之要领，大柴胡行阳明之秘坚。以经论少阳，虽居阳明之后，以药论小柴，实行大柴之前。余谓小柴与解肌，仿佛阳明秘坚，与太阴便实仿佛。治者当会其意可也。

太阴腹满自利，尺寸沉而津不到咽。

《内经》无自利字，伤寒传入三阴，必然便实，当改作"便实"二字为妥。阴气盛大，故曰太阴。《内经》云：

"四日太阴受之"，太阴脉布胃中络于嗌，故腹满而嗌干。腹满自利，津不到咽者，是足太阴脾经受病，属里也。有直中、传经之异。直中者，内寒；传经者，内热。不可混治。假如先起腹满咽干者，本病。已后身目黄，标病。此伤寒症。传经者，寒自三阳经传入三阴者，谓之传经。传经之寒，外虽厥逆，内实热耳，此正伤寒也。直中者，寒不从三阳经传入，直中三阴经者，谓之直中。直中之寒不发热，四肢厥冷而恶寒者，此真阴症也。岂伤寒哉。

辨证法

大要腹满，舌干发黄者，属腑热，传经之症。

须知自利不渴或呕吐者，属脏寒，直中之症。

诊脉法

脉见沉而有力，当下，传经之脉。

脉见沉而无力，当温，直中之脉。

用药法

腹满咽干，手足温，腹疼者，桂枝大黄汤，今用加减桂枝汤。身目黄者，茵陈汤，今用茵陈将军汤，此传经之药。自利不渴，或呕吐者，理中汤，今用加味理中汤。重则四逆汤，今用回阳救急汤，此直中之药。

药方

桂枝大黄汤

桂枝　芍药　甘草　大黄

加减桂枝汤

桂枝　芍药　甘草　加大黄　枳实　柴胡

茵陈汤

茵陈　大黄　山栀

茵陈将军汤，即茵陈汤加减。

茵陈　大黄　山栀　加甘草　厚朴　枳壳　黄芩

大便自调者，去大黄、厚朴，加大腹皮。

理中汤

干姜　白术　人参　甘草

加味理中汤

干姜　白术　人参　甘草　加肉桂　陈皮　茯苓

倦卧沉重体痛，利不止，加附子；自利腹痛者，入木香，磨姜汁调服和之。

四逆汤

熟附子　干姜　甘草

回阳救急汤，即四逆汤加减。

熟附子　干姜　甘草　肉桂　人参　五味子　白术陈皮　半夏　茯苓

呕吐涎沫，或小腹疼加盐炒茱萸；无脉加猪胆汁一匙，呕吐加姜汁；泻泄不止加升麻、黄芪。

总论

刘守真云：伤寒无阴症，人伤于寒则为热病，热病乃汗病也，造化汗液，皆阳气也。遍考《内经·灵枢》，诸篇并无寒症。阴症乃杂病也，直中之寒，乃中阴之阴证耳，与伤寒传入阴经之症有何与哉？《经》云：三日已满，泄之而已。① 又云：五六日便实，方可议下。伤寒传阳明已便实可下矣，况太阴乎？兹云自利，是以直中混传经以阴症杂伤寒也。夫阴症亦别有科，业医者当黜②之伤寒门外。按戴元礼③云：以五行生克论，阳主生，则水生木，太阳膀胱阳水合，传之少阳胆木，兼太阳在表，少阳在表里之间，阳明在里，自外渐入于内，次弟④相传，理当如此。果如《伤寒论》中所说，一日太阳，二日阳明，三日少阳，岂有第二日病在里，而第三日方在半表半里者乎？愚故不敢轻反其说，然于心终未妥。

少阴舌干口燥。

阴气初出，故曰少阴。《内经》云："五日少阴受之。"少阴脉贯肾络于肺，系舌本，故口燥舌干而渴。舌干口燥，是足少阴肾经受病，属里也。舌干口燥乃伤寒传经之证，与直中全无相干，但足少阴有直中，故此经言有直中、传经之异。直中者，内寒传经者，内热不可混治。假

---

① 三日已满泄之而已：语出《素问·热论》，原文为："其满三日者，可泄而已。"

② 黜：排除。

③ 戴元礼：名思恭，字原礼，婺州浦江（今属浙江）人，明代医家。早年从师朱丹溪，洪武年间征为御医，建文年间擢升太医院院使。著有《证治要诀》、《推求师意》等。

④ 弟：同"第"。

如先起舌干口燥者，本病；已后谵语便实者，标病，俱伤寒症。六经中惟此一经难治。传经者，口燥舌干；谵语，大便实，为传经之热。直中者，呕吐，泻利，不渴，无热，恶寒，为直中之寒。

辨证法

大要口燥舌干，谵语，大便实者，知其热传经之症；须要呕吐，泻利，不渴或恶寒，腹痛者，别其寒直中之症。

诊脉法

脉见沉实有力者当下，传经之脉。

脉见沉迟无力者当温，直中之脉。

用药法

口燥咽干，渴而谵语，大便实或绕脐硬痛，或下利纯清水，心下硬痛，是热邪燥屎使然，即用六一顺气汤分轻重下之，传经之药。

无热恶寒，厥冷，倦卧，不渴；或腹痛，呕吐，泻利沉重；或阴毒，指甲、唇青，呕逆，绞痛，身如被杖，面如刀刮，战栗者，俱是寒邪中里使然。用回阳救急汤①温之，直中之药。

药方

六一顺气汤：方见前阳明经下。

---

① 汤：原脱，据顺治本、光绪本补。

回阳救急汤：方见前太阴经下。

总论

舌干口燥，乃伤寒传入三阴经之症也，与直中又何与哉！直中阴症则口不渴而中和矣，焉有是症？或难之曰：舌干口燥，非直中阴症？既闻命矣，然则伤寒者，往往先入太阳，中阴者往往直中少阴，此又何说耶？余应之曰：太阳属膀胱，少阴属肾，膀胱与肾相为表里，皆寒水之经，此寒邪之所易乘也。但体实者寒伤太阳作热，则为伤寒；体虚者中寒不作热，直入少阴，即直中阴症也。或难之曰：人谓直中阴症，得之房劳，与此说何如？答曰：此固然矣。焉有体虚房劳而不谓阴症乎？焉有体虚中寒而不谓之阴症乎？受证不同，阴症则一，治者不可分而为二也。

厥阴烦满囊拳

厥，尽也。两阴交尽，故曰厥阴。《内经》云："六日厥阴受之。"厥阴脉循阴器而络于肝，故烦满囊缩。囊者，阴囊也；拳，缩也。在男子，则囊拳；在女子，则庭孔急痛，痛引小腹。庭孔者，阴之深处也。烦满囊拳，此足厥阴肝经受症，属里也，亦有直中、传经之异。直中者内寒，传经者内热，不可混治。假如先起消渴烦满者，本病；传经者乃有此症，已后舌卷囊缩者，标病。传经直中者俱有此症。以病之行先后辨本病、标病。

辨证法

传经者，烦满囊拳，消渴者属热。

直中者，口吐涎沫，厥冷者属寒。

似疟不呕，清便者必自愈，此传经者。

诊脉法

传经者，脉沉实，当下。

直中者，脉沉迟，当温。

传经者，脉浮缓，病自愈。

用药法

传经者消渴烦满，舌卷囊缩，大便实，手足乍冷乍温者，六一顺气汤下之。

直中者，口吐涎沫，或四肢厥冷不温，过乎肘膝，不渴，小腹绞痛，呕逆者，用吴茱萸四逆汤温之，即回阳救急汤亦可。

药方

六一顺气汤：见前阳明经下。

吴茱四逆汤

附子 干姜 甘草 加吴茱萸

回阳急救汤：见前太阴经下。

总论

凡看伤寒不可以厥逆便断为寒，必须以脉与症参之方知端的。如初起无头痛，无身热，便恶寒，四肢厥冷过乎肘膝，不渴吐利，脉沉迟无力，此为直中真阴，寒症也。谓之阴厥，法当温之。阳厥者，自三阳经气分。因感寒起，有头疼，发热恶寒，已后传至三阴血分，变出四肢厥冷乍温，便实，脉沉有力，此传经热症，谓之阳厥，即阳症似阴也。外虽厥冷，内实热邪，所谓厥深热亦深，厥浅热亦浅者此也。岂可复进以热药哉。恐医者之未识，故因厥阴而及之。

一日二日可发表而散。

邪在表，宜发以麻黄桂枝等汤。

三日四日宜和解而痊。

邪在半表半里，宜和解以解肌，小柴胡等汤。

五六日便实，方可议下。

邪在里宜下，承气等汤。夫伤寒自三阳经气分传至三阴经血分，便实乃可下也。若直中阴经之寒症，或有自汗者，岂可下哉。

前自太阳至厥阴，言伤寒之症，一二日至此，五六日言伤寒之治法，已后言伤寒再传两感。

附：脉虽浮，亦有可下者；脉虽沉，亦有可汗者。

《经》曰：伤寒六七日，目中不了了，① 无表症，脉虽浮，亦有可下者，少阴病二三日，无里症，亦有可汗者。此何以解？脉虽浮，而亦有可下者，谓表症六七日不大便，故用寒药微下之也。借使大便不难，其敢下乎？少阴病亦有发汗者，少阴本无热，反发热，而表犹未解，故用温药微汗之也。借使身不发热，其敢轻汗之乎？此又医者所当知。

总论

经言一二日、三四日、五六日，不过言病有阴阳表里，分别先后浅深耳，岂可拘定日数哉。余见今之庸俗治伤寒，一二日不问属虚属实，便用麻黄、桂枝之类汗之；三四日不问在经在腑，便用柴胡之类和之；五六日不问在表在里，便用承气之类下之。以致内外俱虚，变症蜂起。大抵病人表里虚实不同，邪之传变有异，岂可以日数为准？盖风寒初中人无常，或入于阴，或入于阳，非必始太阳，终厥阴也。或有自太阳始，日传一经，六日传至厥阴，邪气衰不传而愈者；或有不罢再传者；或有间经而传者；或有传至二三经而止者；或有始终止在一经者；或有越经而传者；或有初入太阳，不作郁热，便入少阴而成真阴症者；或有直中阴经而成寒症者；或有症变者；或有脉变者；或有取症不取脉者；或有取脉不取症者，岂可执定

---

① 伤寒六七日目中不了了：语出《伤寒论·辨阳明病脉证并治》。

一二日发表，三四日和解，五六日可下，如庸医执死法哉。务要审脉验症，辨名定经，但见太阳症直攻太阳，但见少阴症直攻少阴，此活法也。仲景云[1]：日数多但见表症而脉浮者，尤宜汗之；日数虽少但见里症而脉沉者，尤宜下之。此确论也，活法也。

七八日不解，又复再传。

伤寒七日，法当少愈，或犹不解者，六日足六经传尽而传入手六经，则七日太阳病衰，头痛少愈；八日，阳明病衰，身热少愈；九日少阳病衰，耳聋微闻；十日太阴病衰，腹减如故，则思饮食；十一日少阴病衰，渴止，不满[2]，舌干，已而嚏；十二日厥阴病衰，囊纵，少腹微下，邪气皆去，病自已矣。

日传二经，病名两感；
经传六日，应无一痊。

常病日传一经，至六日为传经遍，当愈不愈而感于寒者，半属于阴，半属于阳，脏腑俱受病。

一日太阳与少阴俱病，则头痛口干而烦满；二日则阳明与太阴俱病，则腹满身热不欲食，谵言；三日则少阳与厥阴俱病，则耳聋囊缩而厥。至此则病笃也，若水浆不

---

① 仲景云：其后引语未见于《伤寒论》。
② 不满：据《伤寒例》，疑衍。

人，不知人者，胃气不通。三日六经俱病，荣卫之气不行于内外，脏腑之气不通上下，至六日脏腑之气俱尽，荣卫之气俱绝则死也。

长沙公无治法，后人以意消息之。太阳先受病在表，先解表；少阴先受病在里，先救里。先表者，里不可缓；先里者，表亦不可缓也。此变通权与之论也。

今《活①人书》谓下利清谷、身体疼痛，急当救里，用四逆汤。后身②疼痛、便自调，急当救表，宜桂枝汤。却引下利、身疼痛虚寒救里之例，而欲施于烦渴、腹满、谵语、囊缩实热之症，是以火济火也，宁不速其死哉。

今权与以备览，一日太阳与少阴，俱病不死，五苓散主之。二日太阳传阳明，少阴传太阴，俱病不死，大柴胡主之。三日阳明传少阳，太阴传厥阴俱病，则危矣。或用大承气、大柴胡，庶几有可生者，此亦侥幸于万一也。医者犹细思而斟酌之。

太阳无汗，麻黄为最；
太阳有汗，桂枝可先。
无汗服麻黄，伤寒症；有汗服桂枝，伤风证。

---

① 今活：原脱，据顺治本、光绪本补。
② 后身：原脱，据顺治本、光绪本补。

小柴胡为少阳之要领，大柴胡行阳明之秘坚。

胆为清净之府，煎小柴须去滓，再煎服之宜澄清，则能入胆也。

至三阴则难拘定法，或可温而或可下；

宜数变以曲全生意，或可方而或可圆。

可温者，直中之症；可下者，传经之证。伤寒有传经，无直中，然则可温者，非伤寒也。兹曰可温，又曰可下，不几混哉。欲业此者，当以《内经》为准。《经》云：未满三日，汗之而已。其满三日，泄之而已。[①] 观此则知三阴惟有下法，安谓难拘定法耶。此赋断断[②]乎知其谬妄。余故忘其固陋，僭而易之，赋其于后。

童壮吾先生赋云：

太阳头痛，身热脊强；

阳明目痛，鼻干不眠。

少阳耳聋，胁痛寒热，呕而口为之苦；

太阴腹满，便实，尺寸沉而津不至咽；

少阴舌干，口燥，厥阴烦满，囊拳。

一二日可发表而散，三四日宜和解而痊，

五六日便实方可议下，七八日不解又复再传。

① 未满三日……泄之而已：语出《素问·热论》，原文为："其未满三日者，可汗而已；其满三日者，可泄而已。"

② 断：原作"匕"，重文号，据顺治本、光绪本改。断断：一定，绝对。

日传二经，病名两感。经传六日，应无一痊。

治六经确有定法，阳可汗而阴可泄。

倘伤寒变为杂病，医杂病不医伤寒。

伤寒全凭活法，不比杂病用方。

此乃老夫卓见，本之《内经》非狂。

《经》云：未满三日，汗之而已；其满三日，泄之而已。观"而已"之词，则知其确有定法。夫伤寒只传六经耳，决不传为杂病。杂病者，乃伤寒之变也。既为杂病，即当杂病医之。杂病用方，可执成方也。非若伤寒六经有表里、有汗下之法也，故曰伤寒全凭活法，不比杂病用方者，以此。

伤寒杂病辨：

或问伤寒无直中，直中真寒乃阴症也，阴症乃杂病也。然则风暑湿亦杂病否？亦有中有伤寒否？余应之曰：天有四时，春为风，冬为寒，夏为暑，秋为湿。风寒暑湿之各一，其病亦犹春夏秋冬之各一其时也，岂容混哉。风暑湿决不可于伤寒门求之，其为杂病也的矣。若论或伤或中，非独伤寒有也，有伤风者，有中风者，有伤暑者，有中暑者，有伤湿者，有中湿者，但伤暑、中暑、伤湿、中湿俱属暑湿之门，但有轻重之分耳。若中风者，不与伤风同门，亦犹伤寒之门无中寒，此又一门分而为二者也。医者不可不知。

卷之二

活人指掌赋 伤寒变为杂病载后卷

且如阳症下之早者，乃为结胸；

阴症下之早者，因成痞气。

此阴阳以风寒言，风属阳，寒属阴也，非言表里之阴阳，寒热之阴阳也。结胸者，盖风属阳，风伤卫气，太阳伤风自汗，当用桂枝汤，而误下之，故成结胸耳。非曰发热恶寒者，发于阳之谓也。痞者，盖寒属阴，寒伤荣血，太阳伤寒无汗，当用麻黄汤，而误下之，故痞耳。非曰无热恶寒者，发于阴之谓也。

有热恶寒者，发于阳，谓初病，即发热恶寒，即伤寒也。《内经》曰：伤寒乃热病。[①] 热病者，汗病也。汗液乃造化之阳气，故属之阳耳。若初起即无热恶寒，乃直中阴经，真寒证也，与伤寒何预乎？刘守真曰：伤寒无阴症。真确言也。如以无热恶寒，发于阴之阴，即伤寒传经之阴。彼伤寒传至三阴，当下无疑，何云下之早乎？传至三阴，有热无寒，即外无热，实里热也，何云无热恶寒乎？

---

① 伤寒乃热病：此语《内经》中未见。

予业伤寒之门，读伤寒之赋，不得不依陶节庵①之说而正之，《活人书》解之非是。

结胸证有五：不按自痛者，大结胸，用大陷胸汤，或恐太峻用丸。按之方痛者，小结胸，用小陷胸汤。懊恼烦②渴，心下痛者，热结胸，少与大陷胸汤。懊恼满闷，身无热者，寒结胸，用三物白散、枳实理中丸。心下怔忡，头汗出，无大热者，水结胸，用半夏茯苓汤。已经下者为结胸，未经下者，非结胸也，属半表半里，用小柴胡汤加枳壳、桔梗以和之。又妇人有血结胸，用小柴胡汤。

痞症，胸满而硬，大柴胡汤；胸满而濡，并用半夏泻心汤，加枳、桔。次以小柴合二陈，加枳、桔。饮水过多成肢结③者，半夏茯苓汤。

发狂为血畜④于内，又大便之极实。

发狂者，由热毒入胃并入心，遂使神志不定而发狂也。其症始则妄言妄笑，甚则登高而歌，弃衣而走，皆极热所致，宜三黄石膏汤、三承气汤。

如狂者，《经》曰："太阳病不解，热结膀胱，其人如

---

① 陶节庵：即陶华，明代医家，字尚文，号节庵，浙江余杭人。伤寒学研究者，著有《陶氏伤寒六书》六卷。

② 烦：原作"须"，据顺治本、光绪本改。

③ 肢结：据《金匮要略·痰饮咳嗽病脉证并治》："呕家本渴，渴者为欲解，今反不渴，心下有支饮故也，小半夏汤主之。"疑为"支饮"。

④ 畜：通"蓄"。《荀子·天论》："畜积收藏于秋冬。"

狂。"①皆由天行时热，当汗不汗，瘀热在里，下焦畜血。如狂者，小便利，大便黑，虽曰如狂，未至于狂尔，与发狂不同。若外不解，柴胡桂枝汤；若外已解，轻则犀角地黄汤，重则桃仁承气汤。

发黄乃热积于中，兼小便之不利。

黄者，土之正色也，脾土为湿热所蒸，色见于外，必身黄。

湿气胜则如薰黄而煤，热气胜则如橘黄而明。谷疸黄症，腹满小便难，用五苓散加茵陈；腹满小便难，潮热，用柴胡汤加茯苓。黄疸症头面汗出，渴饮水浆，大小便秘，轻则五苓散，重则茵陈汤。湿黄症，湿家为病，一身尽疼，发热，小便不利，薰黄，五苓散。畜血发黄如狂，见前如狂同。

微喘缘表之未解，喘满而不恶寒者，当下而痊。

发喘有邪在表者，在里者，有水气者。在表者，太阳无汗发热，头疼而微喘者，麻黄汤。无大热，汗出而微喘者，麻黄杏仁甘草石膏汤或泻肺汤。在里者，喘满而不恶寒，以大柴加厚朴、杏仁、栀子，次用泻肺汤加厚朴及滚痰丸之类，或大承气加杏仁、栀子。水气喘咳，乃汗后饮

---

① 太阳病不解热结膀胱其人如狂：见于《伤寒论·辨太阳脉证并治》。

水过多，而水停心下，小青龙汤去麻黄加杏仁。

微烦为阳之相胜，烦极而反发厥者，乃阴所致。

心热则烦，肾热则燥，烦乃热之轻者，燥乃热之甚者。微烦，而大便实者，大柴胡汤；大便不实而渴者，白虎汤加栀、芩；有呕者，竹叶石膏汤加姜汁。

烦极者，热之极也，阴所胜则脉沉有力，身热而反发厥，物极则反也，大承气汤或六一顺气，看微甚而下之。

狐惑盖缘失汗，虫食脏及食肛。

此证杀人甚速，因其死生难决，故曰狐惑。狐惑者，犹豫不决之义也。其人素有虫病，始因失汗，汗气熏蒸，又肠胃空虚，故虫求食，而食人之五脏也。虫食其肛门为狐，下唇有疮，其咽干。虫食其脏为惑，上唇有疮，其声哑，越人望而畏之。通用桃仁汤、黄连犀角汤、雄黄锐散。体实之人，先用遇仙丹一服，取其虫积，次则调理。

蛔厥却缘多饥，虫攻咽及攻胃。

蛔厥，即蛔厥，即俗以为消食虫者，非也。其人素有蛔虫，妄发其汗，以致胃中虚冷，饥不能食，食即吐蛔，乍静乍烦，乍动乍止。吐蛔者虽有大热，忌下凉药，犯之必死。盖胃中有寒，则蛔上入膈，大凶之兆。急泡干姜理中汤去甘草加乌梅、川椒，名安蛔散。蛔安却以小柴胡退热。盖蛔性闻酸则静，见苦则安故也。

渴乃烦多，斑为热炽与后散赤斑当行紫雪条同看。

渴者里有热也，津液为热所耗故也。伤寒六七日，传至厥阴为消渴，饮水多而小便少，乃热能消水也。太阳无汗而渴，忌白虎汤，宜柴胡汤。阳明多汗而渴戒五苓，宜竹叶石膏汤、白虎汤。至于厥阴脉沉而渴，热之极矣，大承气下之。

发斑者，大热则伤血，热气乘虚出于皮肤，而为斑也，轻则为疹子，甚则为锦纹。然斑之方萌，与蚊迹相类，发斑多见于胸腹，先红后赤者是也，蚊迹只在于手足，先红后黄者是也。通用犀角地黄汤、升麻犀角汤、玄参升麻汤，或加黄芩、赤芍、蝉蜕、柴、草、荆芥、防风、连翘之类。

阳明内实，则为寒热往来。

阳明内实，里热已极矣，宜下之，以大柴胡加苏叶、青皮，或小柴胡加朴硝。

太阳中风，因作刚柔二痉。

并小续命汤，刚痉去附子；柔痉去麻黄并加羌活、独活、家葛。大便利而厥逆者，加白术则以熟附子佐之。其间一①症，身热，谵语，口渴，手足反微寒，大便反滑泄，此为刚柔不分之痉，用生附、白术入小续命汤，无汗倍麻黄，有汗倍桂枝。

其若痰盛，则南星、半夏、白茯以消其痰，枳实、陈皮、甘草、紫苏以顺其气。痰消则风止，气顺则神醒。治法先与消痰顺气为上，然后详其轻重，热轻则败毒，重则小柴胡。壮热，胸满，口噤，咬牙，便秘者，是为里实，大承气汤下之。

衄血虽为欲解，动阴血为厥竭之忧。

衄血虽热盛，邪犹在经，然亦不可发汗。若衄而成流，不须服药，少则自解；若点滴不成流者，黄芩芍药汤；表里皆实者，防风通圣散；大便不实者，生地芩连汤。少阴病但厥无汗，强发之必动其血，从口鼻耳目中出，名下厥上竭，乃死症，为难治。当归四逆汤，仍灸太溪、三阴交，一法用黑锡丹。

厥利虽若寻常，反能食有除中之忌。

厥者，四肢厥冷也；利者，大便自利也；中者，胃气也。除中言邪气太盛，除去胃气，不治。厥而利者，腹中当冷，冷不消散，则不能食，反能食者，除中不治。

---

① 一：光绪本作"二"。

厥有二端，治非一类。

厥有二端，但问大小便秘利，初起有热无热，察脉验舌，则阴阳二厥不差。

阴厥脉沉而细，初缘利过；阳厥脉滑而沉，始因便秘。

治阳则芒硝大黄，治阴则附子姜桂。

阴厥者，因三阴经血分自受寒邪，初病无身热，无头痛，便恶寒，四支厥冷，直至臂胫过乎肘膝不温，踡卧，不渴，或腹痛、吐泻、战慄，面如刀刮，口吐涎沫，脉沉无力，此为阴症。直中真阴寒症，不从阳经传入，谓之阴厥也，理中、四逆温之。

阳厥者，先自三阳气分，因感寒邪，初病有头痛，有热恶寒①已后，传至三阴血分，变出四支厥冷乍温，便实，脉沉有力，此传经热症，谓之阳厥，即阳症似阴也，外虽厥冷，内实热耳，大承气下之。

死生系反掌之间，脉药可折肱而治。

《楚辞》云：三折肱，九折臂，而成医兮。传又云：三折肱知为良医。言三折肱而疗之，乃为良医也。

---

① 寒：原脱，据顺治本、光绪本补。

因知风温汗不休，当用汉防己与后风温可用葳蕤条同看。

风温尺寸俱浮，素伤于风，因而伤热，风与热搏，即为风温。其症身热自汗，头痛，喘息，发渴，昏睡①，脉浮身重，汉防己汤。发汗复身灼热，亦名风温，知母葛根汤。

《经》云：风温、湿温今发正汗则危，恶难医，慎勿汗之。误汗则谵语，烦燥②。误汗风温，防己黄芪汤。

胸痞利不止，宜服禹余粮。

服汤药利不止，心下痞硬，甘草泻心汤、生姜泻心汤。他药下之，利不止，医者以理中与之，利益盛，理中者理中焦也，此利在下焦，宜赤石脂禹余粮汤。又不止，利小便，五苓散。

并病归于一经，邪不传兮，表解即愈。

并病者，始于二阳合病，后并于一经，又有一阳经先病，又过一经传者为并病。且如太阳、阳明并病一证，若并而未尽，是传未过，尚有太阳表证，法当汗之，以麻黄桂枝各半汤。若并之已尽，是为传过阳明，法当下之，以承气汤。若并于少阳，法当和解，以小柴胡汤。

---

① 睡：光绪本作"热"。
② 燥：通"躁"。

战汗分为四症，阳胜阴兮，热退身凉。

战者，阴阳相争，正气欲复，邪气欲出，邪与正争，其人本虚，是以发战。

战汗四证：有战而汗出解者，有振栗作寒，汗出而解者，有不战汗出而解者，有蒸蒸发热汗出而解者，病有战而汗得解者，其脉浮而紧，按之反芤，此人本虚，故当战而汗出也，何者？其人本虚，故当发战，脉浮故当汗出也。

病有不战汗而解者，其脉浮而数，按之不芤，此人本实，以正胜邪，作战不成，但汗出而解矣。病有振栗而汗者，太阳病未解，脉阴阳俱停，虽剧当愈，必先振栗汗出而解矣。阳脉微者，先汗出，而解矣。阴阳俱停，谓无偏胜也，寸关尺大小浮沉迟数，同等也。脉微者，是胃气回，不再受邪也。病有蒸蒸①振汗者，小柴胡证具而以他药下之，柴胡证仍在者，复与柴胡汤，此虽已下之，不为逆。得汤必蒸蒸而振，发热汗出而解矣。

咳逆者，羌活附子。

咳逆者，俗谓吃忒②是也。气自脐下直冲于胸嗌间，而上气逆也。其症才发声于喉间则遽止，嗯嗯然连续数声，然短促而不长。古人谓之哕者，非也。此由误用凉药过多，冷

---

① 蒸：原作"乇"，据顺治本、光绪本改，下同。
② 吃忒：疑为"呃忒"。

极于下，迫其相火，火上冲于胸而为吃忒。病人烦燥，自觉甚热。他人按其肌肤冷。此为无根失守之火，散乱为热，非实热也。乃水极似火，阴证类阳也。治用羌活附子汤，急温其下。真阳既回，则阴火乃降，吃忒渐止也。

腹痛者，桂枝大黄。

本太阳病表邪未罢，医反下之，乘虚传于太阴，里气不和，小腹满而时痛，桂枝加芍药汤。小实小满而痛者，桂枝加大黄汤。易老[①]云：此非本有是症，由其误下，脾[②]传于胃故也。沉数而洪者，里实也，大柴胡和之。浮数而洪者，表里俱实也，桂枝加大黄汤和之。

微虚相搏，则为短气。

阳脉微浮而紧为寒，微为虚。微虚相搏，则为短气。短气者，呼吸短促不足以息也。大抵腹濡满而短气者，邪在表也，为虚也，桂枝汤。腹痛满而短气者，邪在里而为实也，大柴胡汤、小承气汤。

劳食再复，乃成内伤。

病新差[③]复劳力再复，热实者，麦门冬汤；虚者，补

---

① 易老：易水学派开山人张元素。
② 脾：原脱，据顺治本、光绪本补。
③ 差：同"瘥"。病愈。

中益气汤。病新差后劳食再复，热实者，枳壳栀子大黄汤；虚者藿香正气散。

阳明背恶寒而唇口燥，悬①知白虎为最。

背负阳而腹抱阴，背恶寒，此乃阳气弱而阴气乘于阳也，必兼口燥者，用人参白虎汤。

少阴身体痛而筋肉惕，乃闻真武至强。

《内经》云："阳气者，精则养神，柔则养筋。"发汗过多，筋肉失养，故瞤然而跳，惕然而动也。非温经助阳之药，何有愈乎？

应发汗而腹中左右有动气者，不可汗，汗则筋肉惕。并用真武汤，羸人去芍药，有热去附子，并加人参、当归。

若发汗过多而惕者，用人参、当归、白芍、半夏、白茯、甘草作剂，以灵脂为佐，入生姜、乌梅煎服，生血养筋，其瞤自止。或大便秘加大黄以导之，血脉一和，不反掌而安矣。

将欲发黄，先出头汗。

头汗出至项而还，发黄症也，茵陈汤。

---

① 悬：推测。

始因火迫，终至亡阳。

伤寒症，若汗未至，以火迫取汗，以致亡阳，柴胡龙骨牡蛎汤、辰砂五苓散、朱砂安神丸。

渴欲饮水，水入即吐者，五苓散。

饮即吐者，名水逆。

小便不利者，五苓散。大便不利，身热烦渴者，大柴胡汤。

二便如常，身热而渴者，竹叶石膏汤。

燥欲漱水，水入不下者，犀角汤。

阳明症，水不欲咽者，内有瘀血故也，有衄血、畜血二症。

阳明有表证，口燥欲漱水，水入不咽者，必衄，黄芩芍药汤。一云犀角地黄汤。

阳明无表症，口燥欲漱水，水入不咽者，此畜血如狂症，轻则犀角地黄汤，甚则桃仁承气汤。

况乃大青龙兼理风寒。

热盛而烦，手足自温，脉浮而紧，此伤风证见伤寒脉也。不烦少热，四肢微厥，脉浮而缓，此伤寒症见伤风脉也。二者荣卫俱伤，法用大青龙汤。

然亦不可轻用，必须风寒俱盛，又加烦燥者，方可与之。假令证脉未明，又不若用九味羌活汤之为犹稳也。

小承气正蠲潮热。

微实者，小承气合小柴胡汤；大满实者，大承气合大柴胡汤。

次用小柴合小陷胸汤，加枳壳、桔梗。

不得眠而烦燥甚，鸡子入于黄连。

烦燥者，心热则烦，肾热则燥。燥者，热之甚也。一云火入于肺则烦，火入于肾则燥，烦燥俱在上者，肾子通于肺母也。

少阴病，脉沉而实，厥冷自利，烦燥不得眠者，黄连鸡子汤；脉沉而濡者，人参三白汤。

太阳烦燥者，大青龙加栀子、黄芩；阳明烦燥者，白虎汤加栀子、黄芩；少阳烦燥者，小柴胡汤加栀子、大青；表热烦燥者，双解散；里热烦燥者，大柴胡汤；表里俱见者，通圣散。

但有热而呕哕频，姜汁加于竹叶。

凡有热而呕哕及衄而渴，常欲饮水，水入即吐者，竹叶石膏汤加姜汁。便秘者，大柴胡汤加石膏、家葛、知母、麦门冬、淡竹叶或小柴。本草谓热呕者，加乌梅为良①。

一匕瓜蒂散，吐伤寒中脘②痰涎 瓜蒂乃丝瓜蒂也，俗名藤萝。

中脘痰涎，宜瓜蒂散，或瓜蒂、豆豉、栀子、瓜蒌、常山、半夏、桔梗、甘草煎服，以手探吐。次用小柴胡汤合小陷胸汤为良。

三物桃花汤，理少阴下利脓血。

少阴病，脉沉濡，四支厥，下利脓血，宜三物桃花汤，次用四君合四物汤，去甘草、熟地，加肉桂、粟米，名胃风汤，却以黄连、茱萸同以酒浸炒，各拣开。若微有热，更加茱萸、炒黄连，微有寒却以黄连、炒茱萸为良。膏粱积热者，宜清胃散。

厚朴、半夏治腹胀为偏宜。

太阳已汗，表解而腹胀者，厚朴半夏甘草人参汤；太阳未汗，表未解而腹胀者，桂枝汤加厚朴、栀子；病后腹胀者，桔梗半夏汤合栀子厚朴汤；腹胀大便不通者，小承气汤；小便不通者，五苓散；二便不通者，凉膈散加枳

---

① 为良：光绪本无。
② 脘：原作"腕"，据顺治本、光绪本改。

壳、木通。

葱白、麻黄理头痛为至截①。

已汗不解，头痛如破者，葱白葛根汤、连须葱白汤；太阳头疼，麻黄汤；阳明头疼，白芷石膏汤；少阳头疼，小柴胡加川芎；三阳俱头疼，前三方合而用之。

调温毒可用黑膏，散赤斑当行紫雪与前斑为热炽同看。

发斑有二症，一曰温毒，即冬月感寒至春发，或失于汗下，或汗下不解，毒气不散，故发斑也。

曰阳毒即热病，乃冬燠感乖厉之气，遇春热而发斑。二者慎不可汗，增斑烂也。轻则为疹子，重则为斑。备载前斑为热炽条，此不再述。温毒发斑，黑膏主之。通用人参羌活散加防风、荆芥、黄芩、赤芍、玄参、升麻、蝉蜕、紫草、生地或磨石硃服之，其效如神。

阳毒发斑，紫雪主之。伤风伤寒有热发斑者，双解散去麻黄加玄参、知母、升麻，及荆防败毒散加石膏、玄参、黄芩、赤芍、玄参、升麻，或升麻葛根汤加知母、石膏、玄参、黄芩、连翘、栀子、黄连、生地。三方选用。

---

① 截：据文义疑作"捷"。捷，速也。

吐血者，须煎黄连柏皮。

吐血诸阳受热，其邪在表，当汗不汗，致使热毒入脏，积瘀于内，遂成吐血也。胸腹急满，大便黑，小便数，皆瘀血症。热毒入深吐血者，柏皮犀角地黄汤、黄连阿胶汤、三黄泻心汤。

《经》曰："服桂枝汤吐者，其后必吐脓血。"[①] 犀角地黄汤，加黄芩、黄连、炒栀子、大黄、郁金、侧柏叶、藕节、生地。

咽痛者，通用猪肤甘桔。

咽痛者，咽喉不利，热毒上冲也。《经》曰：太阳病下之，脉紧者咽痛，[②] 以太阳之邪，搏于少阴也。何也？少阴之脉循喉咙，挟舌本故也。通用猪肤汤、甘桔汤主之。后却以荆防败毒散，合升麻葛根，加玄参、黄芩、青木香。

三物白虽云颇峻，散结胸寒实中焦。

此渴多而热者，为热实结胸，宜大陷胸汤，或以大柴合承气汤，加桔梗、甘遂、贝母为稳。无热不渴者，为寒实结胸，宜三物白汤及枳实理中丸。

---

① 服桂枝汤吐者其后必吐脓血：语出《伤寒论·辨太阳病脉证并治》。
② 太阳病下之脉紧者咽痛：语出《伤寒论·辨太阳病脉证并治》。原文为："太阳病，下之，其脉促，不结胸者，此为欲解也；脉浮者，必结胸；脉紧者，必咽痛。"

十枣汤固非泛常，治痞满痛连两胁。

心下痞硬，胁满干呕，短气汗出不恶寒，用十枣汤，或以大柴胡加桔梗、青皮、炒栀子。

加以大热错语呻吟，干呕者，黄连解毒。

伤寒已得汗解，因饮酒复剧，烦闷，错语，呻吟，干呕不得卧，宜黄连解毒汤，或合小柴胡及白虎汤。

脉迟热多寒少①，血弱者，黄芪建中。

伤寒似疟，乃有此症，黄芪建中汤，或柴胡桂枝汤加当归、芪、术。

汗之过多，动悸而惕。

汗为心液，汗多则心空而动惕，宜小柴胡合温胆汤加茯神、远志、酸枣仁、麦门冬、当归。

下之先时，懊憹在胸。

懊憹者，心中懊恼②，郁闷不舒之貌，盖由表未解而误下之，引邪胸中，故为懊憹，甚则为结胸也。

热在心胸则宜吐，热结胃腑则宜下，此又不可不知也。心胸懊憹，以栀子豉汤微吐之，或柴胡枳桔汤加栀

① 脉迟热多寒少：于医理不合，疑为"热少寒多"。
② 恼：原作"𢙼"，据顺治本、光绪本改。

子、香豉。

旋覆代赭，理心痞而噫不息。

噫，饱后出息也。伤寒汗吐下后，心下痞乃有此症，旋覆代赭汤。

桂麻各半，疗身痒而汗不通。

太阳病，面有热色，表不解，未得汗也，故身痒，宜麻黄桂枝各半汤。若血虚挟风身痒者，四物汤加羌活、防风、酒浸黄芩，煎调紫浮萍，效。

劳复身热，汤名猳鼠粪。

女劳复者，伤寒瘥后，交接淫欲，自病复发者，名女劳复。阴阳易者，如换易之易，伤寒病瘥后而交接，淫欲邪毒之气交相换易，无病者反得病，故名阴阳易也。

女劳复与阴阳易不同，而治法同。通用烧裈散、猳鼠粪汤；或合小柴胡汤加麦门，用竹茹；或单用竹茹煎服①；或以柴胡、青皮、荔枝核为末，以竹浓煎汤调下。

肠垢脐热，药用白头翁。

肠垢协热而引脐下热，宜用白头翁汤，或五苓散加解毒汤。

---

① 服：顺治本、光绪本作"汤"。

疫疠者，春夏秋冬各有法，用须十全九症。

疫疠者，乃时行不正之气，春应煖而反大清，夏应热而反大凉，秋应凉而反大热，冬应寒而反大温，非其时而有其气。是以一岁之中，长幼之病多相似，此即疫疠也。《难经》曰：上工者十全九症，各有治法。通用人参败毒散、升麻葛根汤随加减。《经》云："春感清邪在肝①。"神术散加紫苏、柴胡，或升麻葛根汤。夏感寒邪在心，二香散加细辛、独活，或调中益气汤。秋感热邪在肺，柴胡升麻汤加白芷、葱白；感湿，白虎汤加苍术；发黄，茵陈五苓散。冬感温邪在肾，名曰冬温。九味羌活汤加桂枝、独活。

百合者，行住坐卧皆不定，号为百脉一宗。

百脉一宗，举身皆病，不能行住坐卧，似寒似热，药入即吐，有如鬼神。俱用百合知母汤、百合地黄汤、滑石代赭汤、百合洗方选用。

尝谓多眠身犹灼热，风温可用葳蕤与前风温汗不休条同看。

此名风温，病在少阴、厥阴二经。葳蕤汤及人参败毒

---

① 春感清邪在肝：见于《普济方·时气门》。

散、葛根龙胆汤、小柴胡汤选用。未醒者柴胡桂枝汤。发汗后身热复灼热，用知母葛根汤。

不眠心蕴虚烦，敛汗必须酸枣。

阳虚多眠，阴虚不眠，夫夜以阴为主，阴盛则目闭而卧安。若阴为阳所胜，故终夜烦扰而不得眠，所谓阴虚则夜争是也。汗吐下后，昼夜不得眠，心蕴虚烦，有汗者酸枣汤，有热者合小柴胡汤，有痰二陈合小柴胡，加炒栀、黄连、麦门冬、酸枣、茯神、远志。

手足挛搐，当求牛蒡根。

汗出时盖覆不周，致腰背手足搐搦，牛蒡根散及人参羌活散加防风、荆芥、牛蒡根。风邪所胜，小续命汤加羌活、独活、钓钩藤①。

咳嗽生痰，宜行金沸草。

咳嗽生痰，金沸草散，加黄芩、杏仁、风化硝、桔梗、枳壳。若有外②邪，荆防败毒解加芩、连、杏仁、瓜蒌。

不可汗本有数种，动气与风温脉虚。

不可汗本有数种，脉迟弱虚细，动气，妇人经癸适

① 钓钩藤：即钩藤。
② 有外：原脱，据顺治本、光绪本补。

下，亡阳，咽中闭塞，咽喉干燥，风温，湿温，温毒，阳毒，发斑，疮家，淋沥，衄血，邪盛于里，中湿。

不可下自非一端，动气与阳浮在表。

不可下自非一端，脉虚细浮大，咽中闭塞，呕吐，结胸，短气，动气，邪盛于表。

湿症不可汗伤。

中湿，风湿，湿温。

霍乱多缘热脑。

霍乱者，上吐下利，多因天暑地沸，阴阳挥霍而撩乱也。乃邪气饮食所伤，邪在上焦吐而不利，邪在下焦利而不吐，邪在中焦既吐且利，胃气为邪气所伤①，阴阳垂②隔故也。

有干霍乱、湿霍乱之异。干霍乱者多死，湿霍乱者多生。湿霍乱者，上吐下利，则所伤之物，得以泄出，故生。若干霍乱，则上不得吐，下不得利，所伤之物不得泄出，壅闭正气，阴阳悬隔，喘胀而死，其或用吐法，或有可生之理也。

吐利交作，热多而渴者，香薷散、五苓散。

---

① 伤：光绪本作"侵"，可从。
② 垂：顺治本、光绪本作"乖"。垂，远也。

口渴而烦者，竹叶石膏汤；口渴而厥者，白虎汤加人参；口不渴而四肢厥者，理中汤、苏合香丸，或六和汤、藿香正气散。

吐利交作，后发热，腹疼口渴饮水，水入即吐即利，吐利不休，而吐利反无所出者，此阴阳不和也，煎阴阳汤，时时少呷之屡效[①]。

温病发于春夏，要须柴葛以解肌。

温病者，多发于春三月，夏至前是也。

微热者，升麻葛根汤、解肌汤。微热不渴者，小柴胡汤加桂枝。脉实烦渴，大便难者，大柴胡汤。虚烦者，竹叶石膏汤。俱用羌活汤解之为当，渴加知母、石膏。

奔豚协逐寒邪，多用桂苓为可保。

伤寒或因烧针，肾气逆上发如奔豚，从小腹上冲心者，此寒邪协逐也，桂枝加桂汤。或发汗后动悸，欲作奔豚者，茯苓桂甘大枣汤。有热者小柴胡汤，加炒栀、枳实、山楂、清木香、青皮、川楝子、小茴香、荔枝核、竹茹。

盖闻乍寒微热，名似疟，不呕清便必自愈。

或一日一发，或两三发，此名似疟。不呕清便者，此

---

① 时时少呷之屡效：此后光绪本有"呼甲切，音甲，吸而饮日呷"。

邪在表也。桂麻各半汤，热甚合小柴，呕吐合二陈。二七日后症候少减，邪气已衰，兼以祛疟丸间服，寒热乃止。若久而胃气弱者，难以截之，又当以壮胃为主。

脐痛引阴，名脏结，下利白胎不可医。

状如结胸，时时①自下利，舌上白胎，脐疼引阴筋者，名脏结，死不治。

口燥咽干，虽少阴下不可缓。

少阴之病，二三日口燥咽干者，急下之，大承气、小承气、大柴胡、凉膈散之类。如大便不实，只以凉膈散和之尤稳。

肉眮筋惕，发动气汗以致赢。

《经》曰：动气在左，不可发汗，发汗则肉眮筋惕②。以八物汤去地黄、白术，加半夏、灵脂、生姜、乌梅。有独手足摇动者，此肝木侮脾土也。宜补中益气汤、人参羌活散并可加钓钩藤。

① 时：原作"匕"，据顺治本、光绪本改。
② 动气在左，不可发汗，发汗则肉眮筋惕：语出《伤寒论》"伤寒例·辨不可发汗病脉证并治"篇。原文为："动气在左，不可发汗。发汗则头眩，汗不止，肉眮筋惕。"

阳明与少阳合病，脉弦者名曰负。

阳明与少阳合病，脉长者为顺，脉弦者为负，负者死。盖弦者少阳之脉也，少阳属木，阳明属土，少阳之木剋阳明之土，此贼邪所胜，不可治也。

伤寒与热病将痉，食多者号曰遗。

与字当作为字。《内经》云：人之伤于寒者，则为热病也。此遗字注解多不同，《活人》注谓：便不禁也。或云：遗者亡也，其人必下利不禁也。此皆非是。余谓遗者，如以物遗人之遗，即司马光所谓积德以遗后人之遗是也。《内经》帝曰：热病当何禁之？岐伯曰：热病少愈，食肉则复，多食则遗，此其禁也。言伤寒为热病，当少愈之时，邪气未尽去，胃气未尽复，食肉多食，在所禁也。如或不禁，则反助邪气。肉食者其后复病，多食者其后遗病，将痉而不得痉矣。余见病后食肉而复病者，多食而复病者，往往有之。

自汗有风湿、湿温，若亡阳则术附可用。

风温、湿温不宜汗，汗多曰亡阳。发汗后不止曰亡阳。太阳桂枝，误投麻黄，汗不止曰亡阳。尺寸脉紧主无汗，反有汗曰亡阳。阴病无汗反有汗曰亡阳。房劳得病，服麻黄汗不止曰亡阳。并宜术附汤合黄芪建中汤，加当归人参。

身痛有表症、里症，若阴毒则四逆尤迟<small>与后阴毒唇青厥逆同看。</small>

太阳身痛表证也。麻黄汤、九味羌活汤，可发汗而愈。阴毒身痛里症也，阴毒乃中阴之寒证，身疼如被杖，厥逆，下利，内实真寒也，即用四逆汤、回阳救急汤犹恐其迟矣。

脾约者，大便难而小便数，治用大黄、枳壳。

太阳病，发汗过多，大利小便，胃中燥，大便难，小便数，此表解里病，其脾为约，老人津液少，大便涩，亦名脾约。宜脾约麻仁丸，作汤亦可。

协热者，小便涩而大便利，须用黄连、当归。

《经》云：诸出为虚。大便利大肠虚也，小便涩小肠实也。此因虚挟热而利，白头翁汤或五苓散加黄连、当归。下利不止者，赤石脂丸。

呕吐有寒有热，寒则当温，热当以解。

呕吐有热者，寸口脉数，手心热，烦渴而吐，热在胃脘也。五苓散加家葛、人参、麦门冬。呕吐有寒者，曾经汗下，关脉迟，胃中虚冷而吐也。干姜黄连黄芩人参汤。

谵语有虚有实，实则可下，虚不可为。

《经》曰："邪气盛则实，精气夺则虚。"① 故实则谵语，虚则郑声。谵语者，语出无伦也，盖心中热盛，则神识昏迷，妄有所见而言也，此谵语也。对郑声言，则谵语为实，以谵语言，则谵语自有虚实之分。大抵热入于胃，水涸屎燥而谵语为实也，诸承气汤选用之。有被火劫而谵语者，有亡阳谵语者，有下利清谷，不渴而谵语者，皆为虚也。或柴胡桂枝汤、白虎汤、解毒汤、小柴胡汤选用之。又有瘀血狂言谵语者，妇人热入血室谵语者。

郑声者，郑重之音也，本音失而正气虚，乃精气夺之候也，不治，或用小柴胡汤。

阳毒则狂斑烦乱，以大青升麻可回困笃 与前散赤斑当行紫雪同看，与前发狂为血畜于内参看。

阳毒者，乃热病之极，脉洪而实，乃发狂斑烂，烦乱也。青黛一物汤、升麻葛根汤、犀角大青汤、四物汤、硝黄解毒汤。

阴毒则唇青厥逆，以正阳甘草或拯颠危 与前若阴毒则四逆犹迟同看。

阴毒乃中阴之寒症也，脉沉迟细欲绝，则唇青厥逆，

① 邪气盛则实精气夺则虚：语出《素问·通评虚实论》。

用正阳汤、阴毒甘草汤、回阳救急汤。

发厥时，胸烦犹甚，此脏气厥而精神散。

发厥时，肤冷而烦燥不已，此乃阴胜于阳，物极则反也。此名脏厥，不治。《评热论》云：发热脉燥，狂言不能食，谓之三死。

活人指掌赋总论

是赋也，自结胸至阴阳离，虽皆杂病也，余固不能悉具，且如风温、湿温，果伤寒乎。非伤寒则为杂病，固不待辨。其间有失汗、误汗、误下，以伤寒而变为杂病者，则亦杂病而已，奚问伤寒之六经？余故曰：活人指掌一赋，以伤寒六经列之于首，而内以杂病实之，此之谓也。

嗟夫，生死之间①**，阴阳是主，阳脉见于阴经，其生也可知；阴脉见于阳经，其死也可许。**

大抵伤寒之病邪在表则见阳脉，邪在里则见阴脉。

阴病见阳脉则生也，邪气自里出表，欲汗而解。如厥阴中风，脉微浮为欲愈也。阳病见阴脉则死也，邪气自表入里，正气虚而邪气胜，如谵语脉沉细者死也。《金匮》所谓诸病邪出外者可治，入里者不可治，即此义也。

---

① 间：顺治本、光绪本作"关"。

土衰木旺则为贼，能无剋制之灾。

少阳、阳明合病，脉当长而弦，少阳胆木也，阳明胃土也。阳明脉不旺，独见弦急之脉，此木剋土也，为鬼贼之脉，名曰负。负者，相负也，不治。

水升火降则为和，会见欢欣之举。

水属肾，火属心，病将愈，心火下降，则手足温而外无热，肾水上升则精液生，而精神回，此生意后回效也。故曰：会见欢欣之举。

缘伤寒传变之不常，非杂病径直而可取，是用潜笃心神，洞窥脏腑；推恻隐之端，以济乎今；拯疲癃之疾，以遵乎古。庶几可登仲景之堂，不负乎谆谆之语。

卷之三

药方此集得之古方，古今分两轻重不同，不宜固执①，医者要自变通。

大陷胸汤

治汗下后不大便，大结胸，自心下至小腹胀满，痛不可近，脉沉紧滑数。

大黄三钱　芒硝三钱半　甘遂五分

上剉，分二服水煎。

大陷胸丸

治发热下之太早，热入因作结胸，项亦强如柔痓状，下之则和也。

大黄五钱　芒硝二钱五分　杏仁十二只，去皮尖，双②仁草灰炒　葶苈三钱，微炒

上大黄为末，下葶苈杵、罗，研杏仁、硝如泥，和丸，弹大，每服一丸，入甘遂末七分③，白蜜半匙，水一钟煮，温服，以利为度。

---

① 固执：原作"同□"，据顺治本、光绪本改补。

② 双：原脱，据顺治本、光绪本补。

③ 七分：原脱，据顺治本、光绪本补。

小陷胸汤

治小结胸，心下按之疼，脉浮而滑。

半夏四钱，汤洗　生姜二钱　黄连二钱　瓜蒌实五钱，剉其壳，子不剉

上水三钟，煮瓜蒌汁钟半，纳药至一钟，绞汁温服，以微吐黄涎为愈。

三物白散

治伤寒实结胸。

贝母　桔梗各三钱　巴豆一钱

上二味为散，纳巴豆研和，以白饮和服。强人五分，弱人减之。

枳实理中丸

治伤寒曾经吐利后，胸痞欲绝，膈高起急，痛不安者。

枳实　茯苓　人参　白术　干姜　甘草炙，各等分

上为末，蜜和一两作四丸，米汤下。渴加瓜蒌根，利加牡蛎。

半夏茯苓汤

治水结胸。

半夏五两　茯苓三两

每服八钱，水一盏半，煎至一盏，入姜汁，更煎一二沸，热服。

半夏泻心汤

治心下痞满，软而不痛。

半夏二钱半　甘草三钱　黄芩二钱　干姜二钱　人参二钱
黄连一钱

上姜三片，枣二枚，水煎服。

三黄石膏汤

治伤寒身热，烦燥不得汗，脉洪大，四五日不便，发狂者，表里俱热也。

黄连　黄芩　黄柏各二钱　麻黄一钱，自汗者去之　石膏
五钱　香豉三钱

上水煎服。

柴胡桂枝汤

治伤寒发热，脉弦，自汗，或渴或利，此太阳例，少阳经药也。

桂枝二钱　黄芩　人参　白芍各四钱　甘草炙，一钱
半夏　柴胡各一钱

上枣二枚，姜三片，水煎服。

犀角地黄汤

犀角　白芍炒①，各一②钱　牡丹皮　生地酒浸，各一钱

上为末，每服四五钱，水煎服。

桃仁承气汤

治瘀血在里。

大黄四钱　桃仁三钱　桂枝　芒硝各二钱　甘草一钱

上水煎服。

五苓散

治中暑烦渴，身热头痛，霍乱泻泄，小便少，心神恍惚。

猪苓　泽泻各一钱　白术　茯苓各一钱半　肉桂五分

上水煎服。

泻肺汤

治肺实胸满上气，喘逆，身体面目俱浮肿。

葶苈三钱　大枣十枚

上水煎服。

---

① 芍，炒：原脱，据顺治本、光绪本补。

② 一：原脱，据光绪本补。

麻黄杏仁甘草石膏汤

治汗下后，汗出而喘，身无大热者。

麻黄三钱　杏仁一钱半　甘草一钱　石膏五钱

上水煎服。

滚痰丸

治千般怪症如神，惟孕妇产后禁服。

大黄酒蒸　黄芩各八两　沉香五钱　礞石一两同煅①硝二两，捣碎入小碓内，以铁物片盖之，铁线缚定，盐泥固济②，晒干，火煅通红，候冷取出

上为细末，水丸，如绿豆大，每服四五十丸，量虚实加减。

一方加朱砂二两，研细为衣。

小青龙汤

治太阳表未解，心下有水气，干呕，发热而咳，或嗳或喘。

麻黄　芍药　细辛　干姜　甘草　桂枝各一两　五味半夏各八分

上水三钟，先煮麻黄，去上沫，再纳诸药煎，温服。

---

① 煅：光绪本作"焰"。
② 济：光绪本作"封"，可从。

竹叶石膏汤

治阳明汗多而渴欲饮水，水入即吐。

石膏二钱　麦门冬去心①半夏各一钱　青竹叶五片　人参甘草各一钱

上生姜三片，粳米百余粒，水煎服。

桃仁汤

治伤寒不发汗，变狐惑，唇疮声哑。

桃仁　槐子　艾各五钱　枣十五枚

水二大钟半，煎至一盏半，分二服。

黄连犀角汤

治狐惑。

黄连五钱　乌梅七个　木香一分　犀角一两，如无以升麻代之

上水煎服。

雄黄锐散

治狐惑症，虫食上下者并宜。

雄黄　青葙子　苦参　黄连各一两半　桃仁一钱

上为末，生艾捣汁，和如小指尖大，绵裹纳下部肛

---

① 去心：光绪本无。

门内。

遇仙丹

治停积腹胁胀满，水肿，气滞等证。

黑豆二两　茵陈七钱　槟榔　莪术各二两　皂角　木香各三钱　青皮五钱　菜头子炒，二两

上为末，煎菜头子汤，打糊为丸，如桐子大，每服七十丸。白汤下。

干姜理中汤

本方内去甘草，加乌梅、川椒，名安蛔散。

升麻犀角汤

治胃经风毒，气血凝滞，麻痹不仁，鼻臭牙痛。

犀角七分半　升麻　白芷　防风　川芎　白附子　羌活黄芩各五分　甘草一分

上水煎服。

小续命汤

二痉通用。

麻黄　人参　黄芩　白芍　甘草炙　川芎　白术　防己　肉桂各三钱　防风四钱　附子五钱，生用，去皮脐

上水煎服。柔痉自汗，去麻黄；刚痉无汗，去附子。

玄参升麻汤

治发斑咽疼。

升麻　玄参　甘草各五分

上水煎服。

人参败毒散

治疫疠四时通用。

柴胡　甘草炙　桔梗　人参　羌活　芎䓖　茯苓　枳壳　前胡　独活等分

每服三钱，水一盏，姜三片，薄荷少许，同煎温服。

黄芩芍药汤

黄芩　芍药各一两　甘草五钱

上每服五钱，煎服。

防风通圣散又名双解散

防风　川芎　白芍　当归　大黄　薄荷　麻黄　连翘　芒硝各五钱　石膏　黄芩　桔梗各一两　滑石　甘草各三两　荆芥　白术　栀子各二钱半

上为末，每服三钱，水一盏，生姜三片煎，温服。

生地芩连汤

生地　川芎　当归各七分　赤芍　山栀　黄芩　黄连各三分　防风二分

上水煎服。

当归四逆汤

治下之厥逆。

当归　桂枝　芍药　细辛各一两　甘草　通草各六钱二字半　一方加茱萸三钱　生姜六钱

水六钟，煎取三钟，分三服。

黑锡丹

治痰气壅塞，上气下虚，心火炎炽，肾水枯竭，及妇人血海久冷，或赤白带下并宜服之。

肉桂去粗皮，半两　肉豆蔻面裹煨　胡芦巴酒浸炒　破故纸炒　茴香舶上者妙，炒　阳起石研细水飞　金铃子蒸，去皮核　木香　沉香　附子炮，去皮脐，各一两硫黄　黑锡用硫黄炒或砂子，各二两

上用铁盏或新铁铫内如常法，结黑锡硫黄砂子地上，出火毒，研令极细，余药并杵罗为末，一处和均，自朝至暮，必研令黑光色为度，酒糊为丸，如桐子大，阴干，入布袋内擦令光莹，每服四十粒。空心盐汤下，女人枣汤下。

汉防己汤

治妊娠通身浮肿，满如水气，喘促不利，俗呼为琉璃肿是也。

防己二钱七分　桑白皮　赤茯苓　紫苏各三钱六分　木香九分

上作二贴水煎服。

知母葛根汤

治风温身灼热。

知母一钱半　干葛四钱　石膏三钱　葳蕤二钱半　甘草　木香　升麻　黄芩　南星　羌活　麻黄各一钱

上水煎服。

防己黄芪汤

治诸风诸湿。

防己　黄芪各二钱　白术一钱半　甘草七分

上水一钟，姜三片，枣一枚，煎服。

甘草泻心汤

治伤寒伤风，医反下之，下利日数十行，谷不化，腹鸣，心下痞满，干呕，心烦。

半夏二钱半　甘草四钱　黄芩　干姜各二钱　黄连一钱　人参三钱五分

上姜三片，水一钟，枣二枚，煎服。

生姜泻心汤

治汗出后胃中不和，心下痞，噫气食息，或胁下有水气，腹鸣泄泻。

生姜　半夏各二钱　人参　干姜　黄连　甘草各一钱
黄芩五分

上枣二枚，水煎服。

赤石脂禹余粮汤

治心痞硬。

赤石脂　禹余粮各二钱

上水煎服。

麻黄桂枝各半汤

治伤寒见风脉，发热自汗，或无汗。

桂枝二钱　杏仁十一只　生姜　甘草炙　白芍　麻黄各
一钱

上枣二枚水煎服。按此足太阳、手太阴、手少阴经药，出太阳，例治风寒之剂也。

羌活附子汤

治阴症内寒厥而呕逆。

干姜一两　茴香　羌活　丁香各五钱　附子生，去皮脐，细切，一枚

上每服三钱，水一钟煎，食前温服。

桂枝加芍药汤

即建中汤。

桂枝三钱　芍药四钱　甘草一钱

上姜三片，枣一枚，水煎服。

桂枝加大黄汤

桂枝六钱　白芍四钱　甘草二钱半　大黄二钱

上姜五片，枣二枚，水煎服。

麦门冬汤

治寒前后发热。

麦门冬　甘草各二钱　竹叶十五片

上粳米汤一盏，枣二枚，水煎服。

补中益气汤

黄芪一钱　甘草炙　人参　升麻　柴胡　陈皮　当归身　白术各三分

上水煎服。

枳壳栀子加大黄汤

治食后发热。

枳壳一枚　肥栀子三枚　豆豉一两　大黄如棋子大五六枚

上水煎服。

藿香正气散

治伤寒头疼，憎寒作热，喘咳，反胃，呕恶气，泄泻，霍乱，山岚瘴气。

大腹皮　白茯苓　白芷各一两　白术　甘草炙　厚朴
半夏汤泡七次　桔梗　紫苏各二两　藿香　陈皮各三两

上姜三片，枣一枚，水煎热服①。

人参白虎汤

治发热自汗，表虚者。

石膏五钱　甘草七分　人参一钱　知母二钱

上水煎服。

真武汤

治阴症脉沉，身痛，发汗过多，筋惕肉瞤，少阴肿痛，小便不利。

白茯苓　白芍　生姜　白术各一两　附子一枚

---

① 水煎热服：此后顺治本、光绪本有"分作十服"。

上水煎服。咳者加五味子、细辛、干姜；小便利者，去茯苓；下利者去芍药，加干姜；呕者，去附子，加干姜。

柴胡龙骨牡蛎汤

治伤寒八九日，下之，胸满，小便不利，谵语，火邪惊狂，身痛等证。

柴胡一两二钱　龙骨　桂枝　铅丹　人参　黄芩　茯苓　牡蛎　生姜各五钱　半夏四钱　大黄六钱　大枣六枚

上水煎服。

辰砂五苓散

治伤寒表里未解，及瘴疟，烦闷诸热。

辰砂　白术　猪苓　泽泻各一两　肉桂六钱　赤茯苓一两

上为细末，每服二钱，沸汤调服。中暑烦闷，小便赤涩，新水调下。

朱砂安神丸

治劳神过度，以致心神烦乱，怔忡，兀兀欲吐，气乱而热，似懊憹状。

黄连　生地　当归身　甘草炙，各一钱半　朱砂一钱，另

研为末①

上为末，蒸饼丸黍米大，每服十五丸，或二十丸，唾津下。

大青龙汤

麻黄三钱　桂枝二钱　杏仁一钱半　石膏四钱　甘草一钱

上姜三片，枣二枚，水煎服。

黄连鸡子汤

即黄连阿胶汤，治少阴烦燥不得卧，下利浓②血。

黄连一钱半　黄芩　阿胶　白芍各一钱

上水一钟，煎热去渣，入阿胶令融化，少温，入鸡子黄半枚，搅匀温服。

人参三白汤

治太阳症误下、误汗，表里俱虚，以致郁冒，得汗自愈。

人参　白术　白茯苓　白芍各一钱半　柴胡三钱　川芎一钱　天麻五分

上水煎服。

① 衣：光绪本作"未"。
② 浓：据文意疑作"脓"。

双解散

治风寒暑湿，饥饱劳役，内外诸邪所伤，以致气血拂郁，变成积热，发汗，杂病但觉不快，便可用此通解。小儿疮疹，此解尤快。自利去大黄、芒硝，自汗去麻黄。即防风通圣散。

上水二钟，姜三片，葱白一茎，豆豉一撮，去渣热服。

通圣散

治身有恶疮，或水洗或薰，以致毒入腹而肿，本方加金银花、升麻、干葛、木通、苍术一斤（泔水浸），熟地一[①]斤，五味子半斤，干姜（春秋用七分，炒，冬用一两，夏五钱）。

上为细末，煮枣肉为丸，如梧桐子大，每服一百丸，米汤下。

瓜蒂散

治伤寒表症罢，邪入里结于胸中，烦满，四肢微厥，脉微浮或大，以此吐之。亡血，体虚者禁服。

瓜蒂炒黄即丝瓜蒂，俗名藤萝　赤小豆等分

上为末，豆豉半合，同水煎汤调服。

---

① 一：原脱，据顺治本、光绪本补。

柴胡桔梗汤

即柴胡汤加桔梗。

三物桃花汤

赤石脂五两三钱，一半全用，一半为末　糯米三合　干姜三钱

上水二升二合煮米熟，去渣温服二合半，内赤石脂末方寸。

清胃散

治胃经膏粱积热，吐衄牙宣，或唇口肿痛，或上下牙龈烂，焮痛连及头面，恶寒发热。

黄连炒，一钱半　当归　牡丹皮　地黄各一钱　升麻二钱

上水煎，冷服。

厚朴半夏甘草人参汤

治汗后腹胀满而痛。

厚朴三钱　半夏二钱　人参一钱　甘草五分

上姜三片，水煎服。

桔梗半夏汤

治产后，调和阴阳，腹胀呕逆。

桔梗　半夏　陈皮各五分

上姜三片水煎服。

栀子厚朴汤

治伤寒下后，心烦，腹痛。

山栀一钱半　厚朴三钱　枳实二钱

上水煎服，得吐即止。

凉膈散

大黄　朴硝　甘草　栀子仁　黄芩　薄荷各一两　连翘四钱

上为末，每二钱加竹叶、蜜少许，煎服。

葛根葱白汤

治已汗未汗，头痛。

葛根　白芍　知母各三钱　川芎六分　葱白一握　生姜六分

上水煎服。

连须葱白汤

治太阳已汗未汗，头疼如破。

生姜一两　连须葱白十四茎

上葱姜共捣破，水煎服。

白芷石膏汤①

黑膏

治温毒发斑，呕逆。

生地二两半　淡豆豉一两六钱　猪脂十两

上和匀，露一宿，煎至三分减一，摅②去滓，入雄黄末五分，麝香五分，搅匀白汤下，后皮中出则愈矣，忌芜荑。

人参羌活散

羌活　独活　柴胡　人参　白茯苓　川芎　枳壳各三两　前胡　桔梗　天麻　地骨皮　甘草炙，各一两五钱

上加麻黄、薄荷、葱白煎服。

紫雪

治内外烦热不解，口中生疮，狂易叫走，解诸毒。小儿惊痫百病。

黄金十两　寒水石　石膏各五两，已上用水煮去滓，入下项药　甘草炙，八钱　青木香　沉香　丁香各五钱犀角屑　羚羊角屑各一两，升麻锉，一斤一两六钱，已上再煮至一斗，入下药硝石二斤，芒硝亦可用，此即不必朴硝　朴硝四两，干净者已上煎

---

① 白芷石膏汤：原书方缺。

② 摅：据文意疑作"滤"。"摅"无"过滤"之意。下同。

药汁，微火煎，柳条不住手搅，候有七斤①投入放水中，半日欲凝，入下药，搅令匀　当门子入煎药，搅　朱砂各三钱

上药成雪紫色，每服一钱。冷水调下，食前服。

荆防败毒散

治一切风热。

柴胡　甘草炙　桔梗　人参　羌活　芎䓖　白茯苓
枳壳　前胡　独活　荆芥　防风　牛蒡子　薄荷各等分

上姜三片水煎服。

柏皮汤

柏皮　黄连　黄芩各等分

上水煎服。

黄连阿胶汤

治伤寒热毒攻胃，流入大肠，所下必红赤成流。

山栀　黄连　阿胶　黄柏各二分

上水煎服。

三黄泻心汤

治心下痞硬，内实热盛，不大便，关脉浮者可服，恶

---

① 斤：疑作"升"。《太平惠民和剂局方》卷之六治积热"紫雪"条中作"候有七升"。

寒者勿服。即附子泻心汤去附子。

大黄三钱　黄芩　黄连各一钱

上用百沸汤浸之，以物盖定，候一饭久，稍冷，去滓
温服。

猪肤汤

治少阴下利咽痛，胸满而烦。

猪肤一两，肤者皮上之薄皮，名肤也，即肤受肤见①之肤。诸
家之议非是也

上水一钟，煎至五分，入白蜜一合，白粉半合，熬香
熟和匀服之。

甘桔汤

甘草　桔梗各等分　一方加麻黄　杏仁

上水煎服。

十枣汤

治太阳中风下利　呕逆短气，不恶寒热，兼水肿胀
满，酒食积，大小便不通，小儿热积诸毒。

---

① 肤受肤见："肤受"出于春秋时《论语·颜渊》："浸润之谮，肤受之愬，不行焉，
可谓远也已矣。""肤见"出自明代李东阳《〈琼台吟稿〉序》："彼肤见谬识，管
窥蠡测，岂复能尽其妙哉？"二语皆以皮肤之肤比浅薄。此处作者引此二语，意在
强调肤为皮上之薄皮。

芫①花漫火变色　大戟　甘遂各等分

上为末，水一钟，枣十枚，切开煮取汁，半钟调药末，壮人一钱半，弱人一钱，平旦温服后以糜粥养之。

黄连解毒汤

黄连一两　黄柏《活人书》用芍药　黄芩各四钱　栀子四枚

上水煎服。

黄芪建中汤

治伤寒身痛，尺脉迟，汗后身疼，脉弱。

黄芪　肉桂各一钱半　白芍三钱　甘草

姜三片，枣二枚，水煎去滓，入稠饴一大匙，再煎服。

温胆汤

治心胆虚怯，触事多惊。

半夏　枳壳　白茯苓各五钱　橘红七分　甘草炙　青竹茹一块

上姜三片，枣二枚水煎服。

---

① 芫：据文意，疑为"芫"。

栀子豆豉汤

治汗吐下后胸满痛，头微汗，虚者不眠，心内懊恼，乃燥热拂郁，气不宣通故也。

大栀子七枚　豆豉半合

上锉，先煮栀子，再纳豆豉，绞汁服。

旋覆代赭汤

治伤寒发汗，若吐若下解后，心下痞硬，噫气不除。

旋覆花三两　代赭石一两　甘草炙，三两　人参二两　半夏泡，半斤　生姜五两

上大枣十二枚，每服一两，水煎服。

四物汤

白芍　当归　川芎各二钱　熟地黄二钱半

上水煎服。

烧裈散

取近阴处裈裆一块，方员①四五寸，男用女裈，女用男裆，烧存性，温水调服。

---

① 员：通"圆"。《张衡传》："以精铜铸成，员径八尺。"

猥鼠粪汤

治男子阴易及劳役。

韭根一大把　猥鼠粪十四枚，两头尖者是

上二味，水煎服取汁。

白头翁汤

治胁下热，下利后重而渴。

白头翁　黄柏　秦皮　黄连各一钱

上水煎服。

二香散

治四时感冒冷湿寒暑，呕恶，泄利，瘴气，及南方风上暑月伤风。

苏茎叶　陈皮　苍术　香薷各一两　厚朴　甘草　扁豆各五钱　香附一两

上姜葱煎服，加木瓜二片更妙。

调中益气汤

橘红　升麻　甘草　柴胡　苍术　黄芪　木香　人参各等分

上水煎服。

柴胡升麻汤

治时行瘟疫，壮热恶风，头疼体疼，鼻塞咽干，痰盛咳嗽，涕涶稠黏。

柴胡　前胡　干葛　荆芥　赤芍　石膏炒，各一两　升麻五钱　桑白皮　黄芩各六钱半

上每服五钱，姜三片，豉十余粒，水煎热服。

百合知母汤

治汗后。

百合七枚　知母一两

上先以水洗百合渍一宿，去白沫，另水煎去滓。又知母另水煎去滓，二汁匀再煎，温服。

百合地黄汤

治不经吐下者。

百合七枚，制法如前

上用地黄二两，捣汁一盏，和百合汁，再煎温服，大便当下如漆，中即止。

百合洗法

百合一升

以水十盏渍一宿，通身洗之，洗已，淡食将息，弗与盐豉。

葳蕤汤

葳蕤二钱半　石膏　羌活　白薇　杏仁　青木香　川
芎　甘草各一钱　麻黄一钱二分　葛根二钱

上水煎服。

葛根龙胆汤

治风温脉浮，身重汗出。

石膏　葳蕤各一两　葛根二两　生姜　升麻　大青　龙
胆草　桂枝　甘草　麻黄　白芍各五钱

上水煎服。

酸枣汤

治汗吐下后昼夜不眠。

酸枣仁　人参各一钱半　石膏一①钱半　茯苓　知母
甘草各一钱半　桂心五分

上姜三片，水煎临卧服。

牛蒡根散

牛蒡子十条　麻黄　牛膝　天南星各六钱

上锉细，于石盆内研细，用好酒一升同研，以新布掞

---

① 一：光绪本作"二"。

取汁，后用炭火半秤，烧一地坑子内通赤，去心扫净，投药汁坑内，再烧令黑色，取出于乳砵内细研，每服五分。

金沸草散

治伤寒咳嗽生痰。

金沸草　前胡各一两　半夏五钱　赤茯苓六钱　赤芍甘草各三①钱　荆芥穗一两半

上姜三片，水煎服。

香薷散

治吐利腹疼，发热头痛，或霍乱转筋拘急。

香薷二钱　白扁豆　厚朴姜制　茯苓各一钱

上水煎冷服，连进二三剂。加黄连名黄连香薷散。

苏合香丸

治传尸骨蒸，肺痿，卒心痛，霍乱吐利，时气，赤白暴利，瘀血月闭，惊痫及小儿吐乳，大人狐惑等证。

白术　青木香　朱砂研，水飞　乌犀屑　沉香　麝香研丁香　诃黎勒煨取皮　息香另为末，用无灰酒一升熬膏　荜茇香附　白檀香各二两　薰陆香另研即乳香　龙脑研　苏合香油入安息香内，各一两

---

① 三：顺治本作"一"。

　　上为末研匀，用安息香膏并炼白蜜和剂，每服旋丸如梧桐子大，取井水冷温任意下四丸，老人小儿每服一丸酒下。中风痰涎壅上，喉中有声，不能下者，有青州白丸子同丸，生姜自然汁化下。产妇中风，小儿惊风牙关紧硬不开及不①省者，擦牙即开。后以风药治之。

　　小儿惊疳，用生姜葱白自然汁化开，白汤调灌。心腹绞痛，中满呕吐及伤风咳嗽，姜葱汤下。失志狂乱如见鬼者，白汤下。

六和汤

　　治夏月霍乱转筋，呕逆寒热，倦怠嗜卧，伏暑烦闷，小便赤涩或利渴中酒，妇人胎前产后。

　　砂仁　半夏　杏仁　人参　白术　甘草　藿香　木瓜
厚朴　扁豆　赤茯苓各等分

　　上姜枣水煎服。

阴阳汤

　　清泉水煎嫩汤半盏，入清泉水半盏，用茶匙时时少呷之甚效。

---

①　不：原缺，据顺治本、光绪本补。

桂枝加桂汤

治奔豚冲心。

赤芍　生姜一两半　甘草一两　肉桂六钱　桂枝

上水煎服。

茯苓桂甘大枣汤

治汗吐下后，里虚气急，逆上冲心，腹痞满。

茯苓四钱　桂枝三钱　白术二钱　甘草一钱　大枣五枚

上水煎服。

祛疟丸

五月五日取独蒜不拘多少，舂烂入好黄丹，再舂，干湿适均，手搓①为丸，如圆眼核大，晒干收贮。但疟疾二三发后，临发日鸡鸣时，以药一丸略槌碎，取井花②面东服之。

八物汤

治血气俱虚。

人参一钱　白术　茯苓　白芍　当归　川芎各二钱　熟地二钱半　甘草六分

---

① 搓：原作"槎"，据顺治本、光绪本改。
② 井花：即井华水。明代李时珍《本草纲目》卷五井泉水"集解"中引汪颖言："平旦第一汲，为井华水。"华，同"花"。

上姜三片、枣一枚，水煎服。

术附汤

治风湿，小便自利温湿。

白术六钱　甘草二钱　附子　生姜各五钱

上枣二枚，水煎服。

脾约麻仁丸

治小便数，大便难，此丸通肠润燥。

大黄　枳壳　厚朴　白芍各五钱　杏仁二钱　麻仁三钱

上为末，蜜丸绿豆大，每服三十丸，温汤下，未利再服，得快方止。

赤石脂丸

治小便涩，大便利，协热而利者。

赤石脂　干姜各一①两　黄连　当归各二钱

上为末，蜜丸梧桐子大，每服三十丸，米饮下。

干姜黄连黄芩人参汤

治上寒血吐下，寒气内格，食入即吐。

干姜　黄芩　黄连　人参各三钱

---

① 一：原作"乙"，据顺治本、光绪本改。下同。

水一钟半，煎至八分服。

青黛一物汤
治发赤斑。

青黛如枣大

水研服。

犀角大青汤
治斑疮出头疼。

犀角二钱半　　大青三分　　栀子十枚　　豆豉三撮

上水煎服。

大青四物汤
治壮热渴燥，脉洪盛，遍身斑出如火色。

大青一两　　阿胶二钱　　甘草一钱　　豆豉一合

上水煎服。

硝黄解毒汤
解毒散加硝黄。

正阳汤
治阴毒，额汗头痛，面青舌黑，口张出气，烦渴心下硬满，肢冷多肿。

附子一两　良姜　甘草各五钱　皂荚一挺　麝一分

上为末，每服二钱，水煎，入蜜热服。

阴毒甘草汤

治阴毒，畏寒身痛，腹疼，背强，咽痛，呕逆，恍惚失惊神，气短，爪甲青，手足冷，头面热等证。

甘草　升麻　当归　栀子各一钱　雄黄　川椒各一钱半

鳖甲三钱

上水煎服。

校注后记

　　《伤寒活人指掌补注辨疑》作者童养学，字壮吾，明代建瓯人（一说为四川阆中人，待考），贡生，曾任福建邵武县（今福建邵武）儒学训导官，后为延平（今福建南平）教授。他深研仲景之著，精于伤寒之学。本书之外，另著有《伤寒六经书纂要辨疑》，因二书均为伤寒之著，故曾合并刊行，如崇祯五年壬申（1632）金陵刻本。《伤寒活人指掌补注辨疑》一书，是童养学为纠正元代吴恕《伤寒活人指掌》之讹谬而著，属于伤寒学术著作中之纠误之作。

　　历代对《伤寒论》之研究，大致可以分为注解与分类两大研究分野，分类研究始于唐代孙思邈，其方法是"方证同条，比类相附"。至宋代，朱肱承其法，以综合分析方法研究阐明仲景之论，作《南阳活人书》，为当时研究《伤寒论》之最详备、最晓畅者。徐大椿赞之曰："宋人之书，能发明伤寒论，使人有所执而易晓，大有功于仲景者，《活人书》为第一。"故而此后仿之者甚众，如李先之著《活人书括》，程迥著《活人书辨》，王作肃著《增释南阳活人书》等，元代吴恕所作之《伤寒活人指掌图》亦是其中之一。其书中阐发伤寒病之辨证、治法、方药，有论、有图、有歌。卷一为运气、六经、伤寒、阴阳、热病、温病等基础理论及名词概念，卷二为伤寒问答四十六证歌，卷三为阴阳表里寒热等辨证内容，卷四至五为药评及239方注解、歌括，后附《伤寒补遗经验良方》。其亦欲阐发伤寒，用于临床。此书对后世较有影响，"今之业伤寒者宗焉"。而在童养学看来，《伤寒活人指掌图》"欲活人尚不足以活人，欲指掌尚不足以指掌"。因为："风寒暑湿，各一其门；伤中感冒，各一其病。伤寒者，盖冬寒凛冽，为毒特甚，触之即病者，乃谓伤寒，非三时感冒之寒化也。今《活人书》不论天时，不察虚实，不分感冒，直以麻黄、桂枝治冬月之正伤寒者，通治三时之寒，人之蒙其害者多矣。"且"不特此也，伤寒有传经，无直中，直中者，乃中寒之真阴证也。今《活人书》论三阴，曰自利、曰可温，是以直中混传经矣。伤寒在表则汗，在里则下，此定局也。今《活人书》论两感，救里以四逆汤，是抱薪救火，以攻为救矣。论证用药，错乱若此，人之蒙其害者多矣。"童氏还认为："伤寒自为伤寒，杂病自为杂病，当判若黑白，毫不容紊也。今《活人》一书，以正伤寒六经，列之于首，而内以杂病实之，纳垢藏污。诸病渊薮，未入其门者，只妇人、小儿两科。然则杂病皆伤寒乎？致令理伤寒者如理乱绳，莫寻头绪，人之蒙其害者抑又多矣。"

由于以上种种，故童氏认为"活人此书，害人亦此书"，不可不为之辨，遂补注辨疑之，而成《伤寒活人指掌补注辨疑》一书。

童氏在书中从发病过程、症状表现、脉象等方面详辨何为正伤寒、何为类伤寒、何为伤寒而变杂病、何为杂病而非伤寒。并述何为传经、何为直中、何为风温、何为暑湿、何为杂病、何为非伤寒，并标明相应用药法。如在卷一辨足太阴脾经受病一段中言：

"有直中、传经之异。直中者，内寒；传经者，内热。不可混治。假如先起腹满咽干者，本病。已后身目黄，标病。此伤寒症。传经者，寒自三阳经传入三阴者，谓之传经。传经之寒，外虽厥逆，内实热耳，此正伤寒也。直中者，寒不从三阳经传入，直中三阴经者，谓之直中。直中之寒不发热，四肢厥冷而恶寒者，此真阴症也。岂伤寒哉。辨症法：大要腹满，舌干，发黄者，属腑热。传经之症。须知自利不渴或呕吐者，属脏寒，直中之症。诊脉法：脉见沉而有力，当下。传经之脉。脉见沉而无力，当温。直中之脉。用药法：腹满咽干，手足温，腹疼者，桂枝大黄汤。今用加减桂枝汤。身目黄者，茵陈汤。今用茵陈将军汤，此传经之药。"

作者详辨如此，而欲达纠正讹谬，分类合理，概念明确，眉目清楚，消除疑似，有助临床辨证用药之目的，所以童氏壮吾自认为"《活人书》当以壮吾氏为忠臣"。后世医家亦多认为两书宜互为参看。

根据调研考查，《伤寒活人指掌补注辨疑》现存主要版本有：

1. 明崇祯五年壬申（1632）金陵刻本。

2. 清顺治十八年辛丑（1661）醉耕堂刻本。

3. 清乾隆三十七年壬辰（1772）抄本。

4. 清乾隆（具体时间不详）古越瀫东朱源抄本。

5. 清光绪十四年戊子（1888）刻本。

其中明崇祯五年壬申（1632）金陵刻本，是与《伤寒六书纂要辨疑》同刻为一书，排于《伤寒六书纂要辨疑》之后；清光绪十四年戊子（1888）刻本是与《金镜录》同刻为一书，排于《金镜录》之前。

明崇祯五年壬申（1632）金陵刻本虽然有小部分缺损，由于此本是本书的原版，依照首选祖本的原则，故本次整理校注选为底本。清顺治十八年辛丑（1661）醉耕堂刻本距明代较近，内文完整，且又经周亮节校阅，错讹较少，据选足本与经前人精校过的本子的原则，故选为主校本（简称"顺治本"）。清光绪十四年戊子（1888）刻本年代较近，保存完好，刻工亦佳，字迹清晰，故选为参校本（简称"光绪本"）。两抄本不够规范，随意性大，故不作为校本。除以上校本外，根据本书所涉及的内容，并参考《伤寒论》《黄帝内经》《太平惠民和剂局方》等书进行他校。

总 书 目

I

本　草

Ⅳ

V